Nerve Conduction Studies

医師・臨床検査技師のための

神経伝導検査
必携ハンドブック

横浜市立大学附属市民総合医療センター
総合診療科教授
長谷川 修 著

X-Knowledge

はじめに

　神経伝導検査は、末梢神経疾患の病態および病状評価に大変役立つツールです。しびれや痛み・脱力といった自覚症状、感覚検査・筋萎縮や筋力評価・深部腱反射などのベッドサイド検査に加えて、神経障害の客観的な指標となります。しかし、神経伝導検査が必要な場合であっても、十分に行われていないことがしばしばあります。たとえば、国民の1割が持っている糖尿病神経障害の評価がどれだけ行われているでしょうか。神経伝導検査を正しく実施できる医療者も、勉強する人が用いる教科書も足りないのが現状です。

　筆者は、35年にわたり自分自身の手で神経伝導検査を実施するとともに、全国各地でハンズオンを含む研修会を行ってきました。研修会では、「インチング刺激はどのように行うのか?」「活動電位が出ないのは、技術の問題なのか神経の問題なのか?」など、いつも決って受ける質問項目があり、疑問に答える教科書が必要であると痛感してきました。

　神経伝導検査を有効に活用するには、従来の解説書には十分に記載されていなかったコツがいくつも必要です。実際に自分で検査を行った者が、試行錯誤しながら一定の経験を経て解決策を知ります。本書は、こうしたポイントを押さえながら、実際に検査を行う方々に役立つ内容をたくさん盛り込みました。参考文献は、敢えて著者自身の日本語発表を中心に掲載しました。それらを参照していただければ他の文献を孫引きできます。

　神経伝導検査を学習する医師や臨床検査技師は、たとえ指導者のいない地方の病院でも、本書と筋電計さえあれば、役立つ検査を正しく行えるようになります。

　神経伝導検査では、一通りの検査を行えるようになっても、さらに疑問や未知の所見に遭遇します。一人前になった後に、こうした疑問を解決するのは皆さんの役目です。工夫を凝らしてデータを集め、新しいエビデンスを作って、後学の人たちのために発表してください。これが、臨床研究を通じての社会貢献です。

　神経伝導検査を正しく行い、神経疾患の予防や治療に繋げることが私たち関係者の願いです。新しい領域を勉強することにより、自分の能力が増し社会の役に立つことは、それ自体が生き甲斐となる楽しいことであると、筆者は深く信じています。

　本書がみなさんの日々の診療及び新分野の研鑽に役立つものになることを切に願っております。

2014年9月吉日
長谷川 修

神経伝導検査と記録電極設置部位一覧

検査の様子と記録例

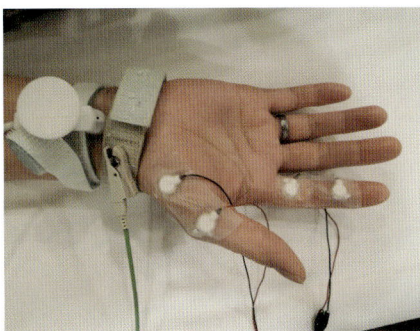

正中神経伝導検査：真ん中にあるアースを挟んで、近位に刺激電極、遠位に記録電極を置く。記録電極は、運動神経では筋上（母指球）に、感覚神経では感覚神経上（第2指）に置く。グラフは健常者での記録（A.運動神経伝導検査、B.感覚神経伝導検査）

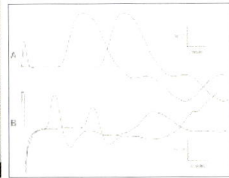

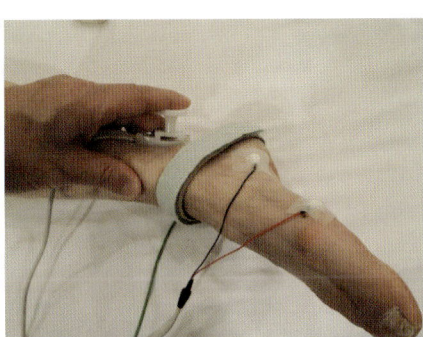

脛骨神経伝導検査：母趾外転筋上に記録電極を置き、内踝後方で電気刺激を行う。脛骨神経では、近位刺激時にCMAP振幅がやや小さくなる。

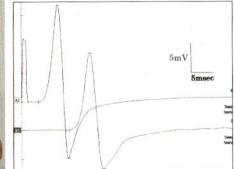

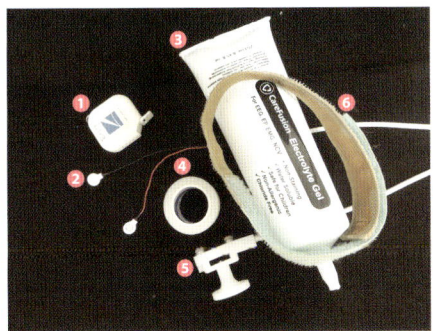

検査用具
① 巻尺
② 記録電極
③ ゼリー
④ テープ
⑤ 刺激電極
⑥ アース

電極位置

大きな青丸は記録電極を、小さな緑丸は刺激電極位置を示す

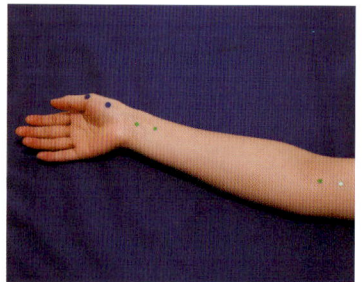

正中神経（運動）：短母指外転筋から記録し、手関節および肘上部で刺激する。(→第9項)

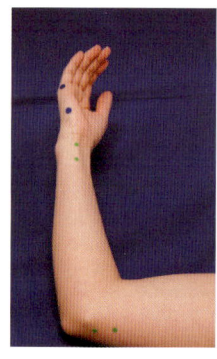

尺骨神経（運動）：小指外転筋上に記録電極を置き、手関節および肘上部尺骨神経幹上から刺激する。(→第9項)

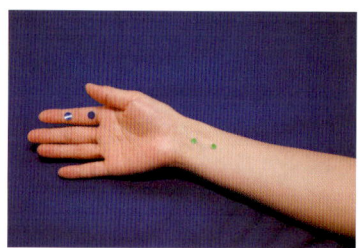

正中神経（感覚）：第2指に記録電極を置く。指の腹側に3cm程度離して基節に陰極、その3cm遠位に陽極を置く。刺激は手関節で行う。距離は13cm程度 (→第9項)

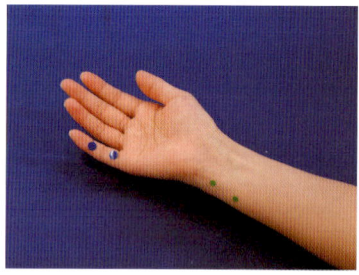

尺骨神経（感覚）：第5指に記録電極を置き、刺激は手関節で行う。距離は10〜12cm。(→第9項)

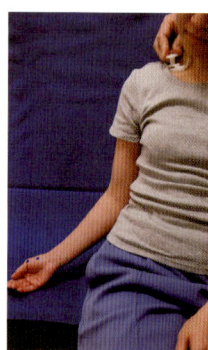

Erb点刺激：鎖骨上窩に刺激電極を押し付ける。ここで上腕神経叢を電気刺激すると、上肢の筋はすべて収縮する。(→第10項)

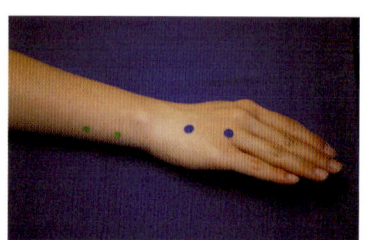

尺骨神経（第4背側骨間筋記録）：小指外転筋上に記録電極を置くことが多いが、とくに尺骨神経管病変を疑うときなどは骨間筋からもCMAP記録を行う。(→第56項)

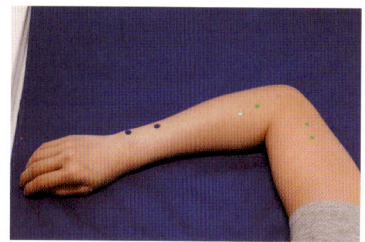

橈骨神経（運動）：記録電極は固有示指伸筋上に置く。刺激は肘の上下および腋窩やErb点で行うが、いずれも神経幹が皮下深い。〔→第10項〕

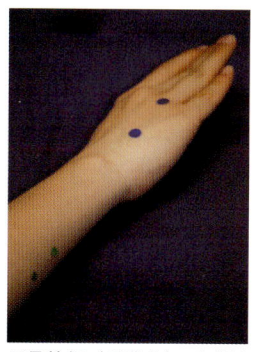

尺骨神経（手背枝）：手背枝は尺骨茎状突起の5～8cm近位で本幹から分かれる。記録は第4骨間筋CMAP記録のときと同様に手背側の第4・5指間で行い、手背枝分岐より近位で刺激する。〔→第11項〕

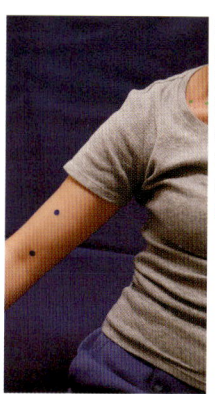

Erb点刺激、上腕二頭筋記録：Belly-tendon法を用いてCMAP潜時と振幅を評価し、左右比較する。〔→第10項〕

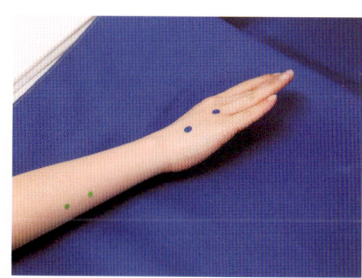

尺骨神経手背枝（感覚）、尺骨神経（運動、第4背側骨間筋記録）：手背枝分岐より近位で刺激すれば、同時に両方を記録できる。

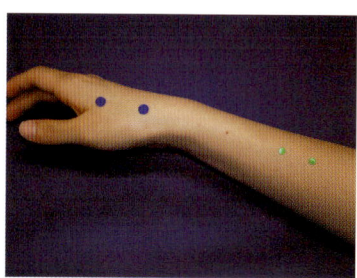

浅橈骨神経（感覚）：長母指伸筋腱上を走る浅橈骨神経を触れ、この直上と示指方向4cm遠位に記録電極を置く。活性電極から13cm近位の橈骨縁を刺激点とする。〔→第11項〕

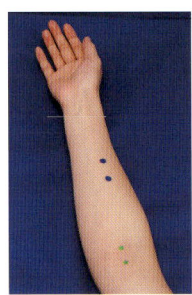

外側前腕皮神経：刺激点は肘窩で上腕二頭筋腱のすぐ外側に置くが、神経はきわめて表在である。記録電極位置は、刺激点から手関節橈骨動脈に向けて12cm遠位の皮膚上、基準電極はさらにその3cm遠位に置く。(→第11項)

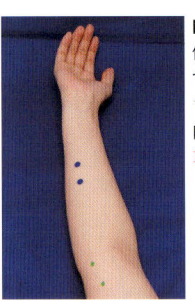

内側前腕皮神経：内側上顆の5cm近位で刺激、記録電極は14cm遠位の前腕前内側に置く。(→第11項)

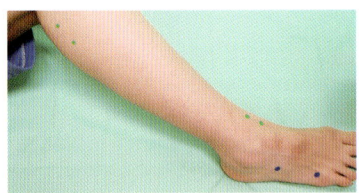

腓骨神経（運動）：記録電極は短趾伸筋（EDB）上に置く。足趾を随意的に背屈させることにより筋の位置を確認した上で、その上に活性電極を配置する。刺激は足関節背面中央と腓骨頭近位で行う。(→第12項)

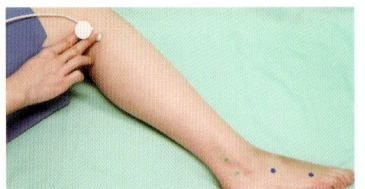

腓骨神経（運動）、副深腓骨神経があるとき：上と同様であるが、足関節刺激時のCMAPが腓骨頭刺激時より小さい場合は、外踝後方刺激を加えて確認する。(第12項)

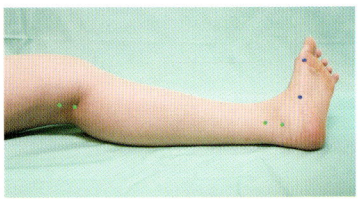

脛骨神経（運動）：母趾外転筋（AP）上、舟状骨の下方約1cmに記録用活性電極を、母趾基部に基準電極を置く。刺激は足関節内踝後方と膝窩中央で行う。(→第12項)

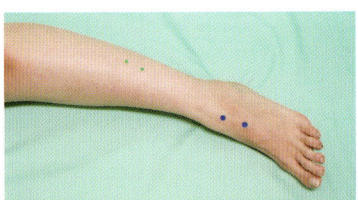

浅腓骨神経（感覚）：足関節背面中央に記録電極を置き、記録電極から腓骨頭に向けて14cm程度近位の下腿前面で刺激する。(→第13項)

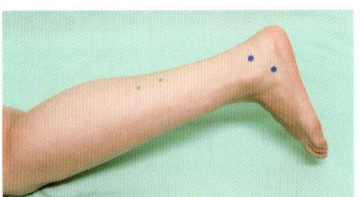

腓腹神経：記録電極は外踝の後方と下方に置く。刺激は記録電極から12cm近位の下腿後面で行う。(→第13項)

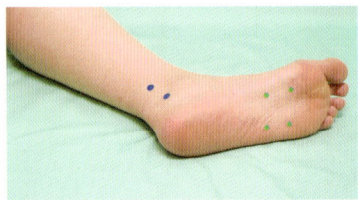

内側・外側足底神経（感覚）：屈筋支帯部の脛骨神経上に記録電極を置き、14cm遠位の足底の内側あるいは外側で電気刺激する。(→第13項)

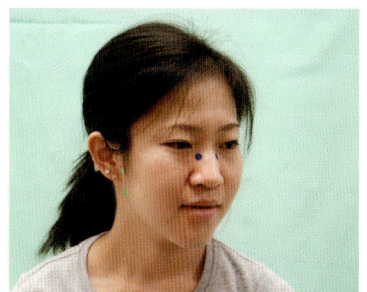

顔面神経（鼻筋記録）：耳介下部の前方または後方で電気刺激する。鼻根部の左右に記録用電極を置く。（→第14項）

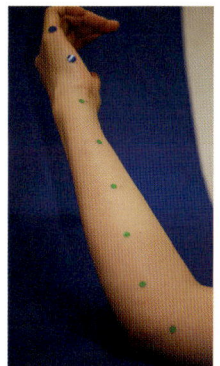

尺骨神経（inching刺激）：小指外転筋上に記録電極を置き、手関節から5cmごとに刺激点をとる。（→第26項）

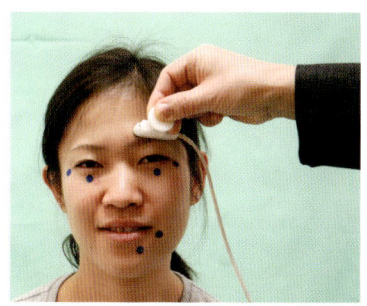

瞬目反射：三叉神経の第1枝を眼窩上縁で電気刺激し、両側の眼輪筋と同側口輪筋から記録する。（→第14項）

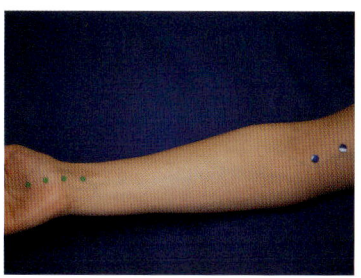

正中神経（手根管を挟むinching刺激）：手関節掌側ヒダの2cm近位、ヒダ上、2cm遠位、4cm遠位で最大上刺激し、肘部正中神経幹上から複合神経活動電位を記録する。（→第26項）

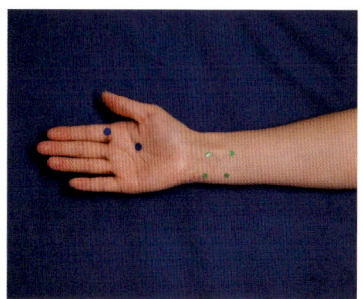

虫様筋／骨間筋法：手掌側で第2中手骨尺側に記録電極を置き、9cm近位の手関節部で正中神経および尺骨神経を電気刺激する。（→第25項）

撮影協力：虎澤 菜恵子

CONTENTS

口絵　神経伝導検査と記録電極設置部位一覧…003

第1章 基礎編

神経伝導検査のしくみ
- 01 | 神経伝導検査の目的 … 012
- 02 | 神経伝導検査の対象 … 014
- 03 | 神経伝導検査で測定する項目 … 016
- 04 | 運動神経と筋活動 … 018
- 05 | 神経伝導検査の原理 … 020
- 06 | 運動神経伝導検査 … 022
- 07 | 感覚神経伝導検査 … 024
- 08 | 波形の意味 … 026

検査で用いる神経
- 09 | 繁用される上肢神経 … 028
- 10 | その他の上肢運動神経 … 030
- 11 | その他の上肢感覚神経 … 032
- 12 | 下肢の運動神経 … 034
- 13 | 下肢の感覚神経 … 036
- 14 | 顔面神経・横隔神経 … 038
- 15 | 神経走行の破格：Martin-Gruber吻合と副深腓骨神経 … 040
- 16 | 末梢神経障害をきたす疾患の分類 … 042
- 17 | 神経伝導検査による末梢神経障害の鑑別 … 044

検査の流れ
- 18 | 神経伝導検査の準備 … 046
- 19 | 神経伝導検査時のセッティング … 048
- 20 | 正確な記録を残す工夫 … 050
- 21 | フィルタ条件 … 052
- 22 | 刺激電極の極性 … 054
- 23 | 上肢の感覚神経伝導検査での記録電極位置 … 056
- 24 | 順行法と逆行法 … 058
- 25 | 虫様筋／骨間筋法の応用 … 060
- 26 | インチング刺激 … 062

記録の評価

- 27 │ 神経伝導検査の測定値信頼性 ……………………………………………………… 064
- 28 │ 各項目値の分布 ……………………………………………………………………… 066
- 29 │ 測定値の加齢変化 …………………………………………………………………… 068
- 30 │ CMAPの成り立ち …………………………………………………………………… 070
- 31 │ SNAPの成り立ち …………………………………………………………………… 072
- 32 │ 速度と振幅の関係 …………………………………………………………………… 074
- 33 │ CMAP記録の落とし穴 ……………………………………………………………… 076
- 34 │ SNAP記録の落とし穴 ……………………………………………………………… 078
- 35 │ 感覚神経伝導検査の伝導距離と振幅の関係 ……………………………………… 080
- 36 │ 運動神経と感覚神経の遠位潜時の差 ……………………………………………… 082
- 37 │ 感覚神経と運動神経の刺激閾値 …………………………………………………… 084
- 38 │ 運動神経伝導検査時の電位と刺激の波及 ………………………………………… 086
- 39 │ 運動神経伝導検査時の刺激強度と潜時の関係 …………………………………… 088
- 40 │ F波・H波・C反射 …………………………………………………………………… 090
- 41 │ 初期陽性相を伴うCMAP波形 ……………………………………………………… 092
- 42 │ 近位点刺激時のCMAP変化 ………………………………………………………… 094
- 43 │ 伝導ブロックのないCMAP波形の時間的分散 …………………………………… 096
- 44 │ 同一神経支配2筋から記録した運動神経伝導検査の比較 ……………………… 098
- 45 │ 衝突法の利用 ………………………………………………………………………… 100
- 46 │ 尺骨神経伝導検査は肘屈曲位で行う ……………………………………………… 102
- 47 │ 近位点刺激による脛骨神経CMAPの振幅低下 …………………………………… 104
- 48 │ 感覚神経活動電位と指周囲径との関係 …………………………………………… 106
- **COLUMN ❶** │ 神経が悪いのか？技術が悪いのか？ ………………………………… 108

第2章 臨床編

- 49 │ 役立つ神経伝導検査とは …………………………………………………………… 110
- 50 │ 神経障害のタイプ：軸索変性と脱髄 ……………………………………………… 112
- 51 │ 多発・多発単・単ニューロパチー ………………………………………………… 114
- 52 │ 手根管症候群❶：存在診断 ………………………………………………………… 116
- 53 │ 手根管症候群❷：量的診断 ………………………………………………………… 118
- 54 │ 肘部尺骨神経障害❶：スクリーニング検査 ……………………………………… 120
- 55 │ 肘部尺骨神経障害❷：インチング刺激検査 ……………………………………… 122
- 56 │ Guyon管症候群 ……………………………………………………………………… 124
- 57 │ 前脊髄動脈症候群、胸郭出口症候群 ……………………………………………… 126
- 58 │ 下垂足 ………………………………………………………………………………… 128
- 59 │ Guillain-Barré症候群 ………………………………………………………………… 130
- 60 │ 慢性脱髄性ニューロパチー❶：CIDP、CMT-1 …………………………………… 132
- 61 │ 慢性脱髄性ニューロパチー❷：CIDP、CMT-1 …………………………………… 134

62	慢性脱髄性ニューロパチー❸：MAG-SGPG陽性多発ニューロパチー	136
63	糖尿病患者でみられる神経障害：総論	138
64	糖尿病患者で行う運動神経伝導検査	140
65	糖尿病患者で行う感覚神経伝導検査	142
66	血管炎性ニューロパチー	144
67	癌と末梢神経	146
68	重症疾患多発ニューロパチー（critical illness polyneuropathy）	148
69	顔面神経麻痺の評価	150
70	重症筋無力症（MG）と筋無力症候群（LEMS）	152
COLUMN ❷	電極を置く場所がわからない？	154

第3章 応用編

71	直接遅延電位	156
72	間接遅延電位	158
73	二重発射	160
74	刺激誘発性反復電位	162
75	運動単位数推定（MUNE）	164
76	A波の伝導状況	166
77	刺激強度とCMAP：傷害後の回復期	168
78	手根管症候群とMartin-Gruber吻合の合併	170
79	マイクロニューログラフィ（microneurography）	172

参考文献一覧…174
索引…179
おわりに…183
著者略歴…184

装丁：マツダオフィス
本文制作：リングウッド
編集協力：近藤編集事務所

第1章
基礎編

・神経伝導検査のしくみ
・検査で用いる神経
・検査の流れ
・記録の評価

基礎編では、神経伝導検査を有効に活用するための基本となる検査の仕組みやその流れ、検査で用いる神経、記録の評価方法などを解説しています。

01 神経伝導検査の目的

|神経伝導検査の役割| 神経伝導検査は、末梢神経が情報を伝える能力を知ることができる検査である。神経の本数が正常であるか減少しているか、情報が伝わる速さはどうか、さらに異常所見の分布などに関する多くの情報が得られる。

神経は脳と末梢の受容器または効果器との間の情報伝達機能をもっている。神経伝導検査では、経路上の神経幹を電気刺激して、同一神経幹上の別の部位から感覚神経活動電位（sensory nerve action potential; SNAP）を、あるいは効果器である筋から複合筋活動電位（compound muscle action potential; CMAP）を記録する。速度を中心とした伝導状況により主に髄鞘機能が評価され、活動電位の振幅により軸索機能が評価される。

|概略の神経本数| 感覚神経伝導検査で得られるSNAP振幅は、神経幹内における大径有髄線維密度を反映する。もちろんSNAPは、遠くから記録するほど、つまり伝導距離が長くなるほど振幅が低下する。したがって大ざっぱではあるが、正常のSNAP振幅が得られる場合には、当該神経の機能に大きな問題がないことが推定される。

|軸索変性と脱髄| 神経の障害は、大きく細胞体や軸索の障害と髄鞘の障害に分けられる。細胞体や軸索の障害では、末梢神経幹内での神経線維数が減少する。神経幹を電気刺激したときに発生する活動電位が小さくなるため、振幅が重要な判断材料となる。一方、髄鞘の障害では伝導遅延や伝導ブロックを生じる。

|主な臨床利用| 神経伝導検査の臨床利用には次のようなことが考えられる。
①末梢神経障害の有無を知り、臨床所見の根拠づけとする。
②神経障害のタイプが主に脱髄型であるか、軸索変性型であるかを知る。
③診断、回復の見込み、治療法につなげる情報を得る。

図1　SNAP振幅の評価

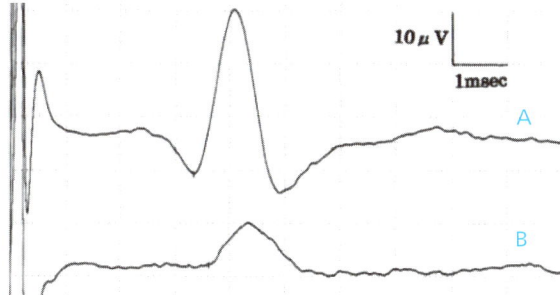

Aは健常者、Bはニューロパチー患者での記録である。伝導距離は同じで、速度をみると下段のニューロパチー患者で若干低下しているのみである。ただし、SNAP振幅には大きな違いがある。これは神経幹内で軸索変性が進み、神経活動電位を発する神経線維数が減少した状況を反映している。

図2　神経幹およびニューロンの構造

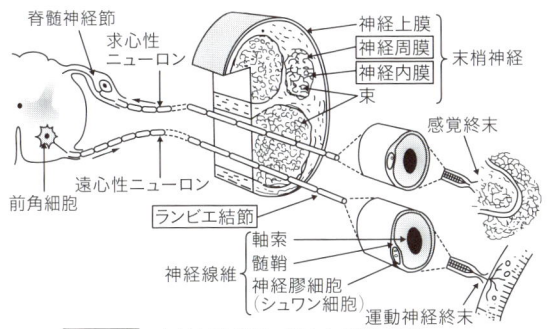

神経内膜：各神経線維間に縦走する膠原線維。
神経周膜：神経内膜を包む強固な結合組織。神経束を形成。

図3　健常者（A）と手根管症候群例（B）の運動神経伝導検査記録

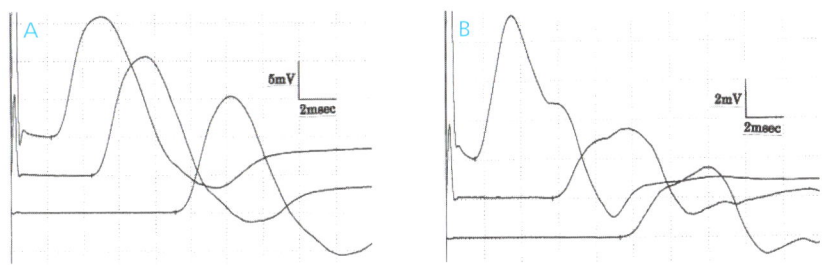

正中神経を手掌、手関節、肘部の順に電気刺激し、短母指外転筋から記録した。手関節刺激時の記録（上から2番目）から測定した遠位潜時がBでは大きく延長していることから、手根管を挟む部位での伝導遅延が明らかになる。CMAP振幅（基線－陰性頂点間）を手掌刺激で比較すると、Aでは15mVあるのにBでは8mV弱しかない。Bでは軸索変性により神経本数が約半分と推定される。さらにBでは、手掌－手関節間の伝導に長い時間を要するとともに、振幅がさらに半分になっている。この間に約50％の伝導ブロックが存在することになる。

02 神経伝導検査の対象

最大の対象は糖尿病患者　検査の対象には、末梢神経に異常をきたすすべての疾患が含まれる。とくに糖尿病は国民の2割、実に2,200万人が罹患している可能性をもつ。しかしながら、糖尿病の三大合併症のうち、網膜症や腎症の評価は多くの医療機関で定期的に行われているのに対して、神経障害の評価をきちんと行っているところは少ない。神経障害に関して、実際上放置されている患者が極めて多いのである。糖尿病患者では3年に1回、神経障害をきちんと評価する仕組みをつくるだけでも、神経伝導検査の需要が大幅に増加し、検査件数は年間700万件以上に達する。

逆に言うと、これだけのニーズに応える検査体制を整える必要がある。多くの糖尿病患者で、評価を通して患者・医療者ともに神経障害を意識し、足壊疽から下肢切断に至る事態を予防するとともに、血糖管理自体も改善して、糖尿病患者でも健康で長生きする社会を築きたいものである。

その他の主な対象障害　糖尿病に次いで多い検査対象は、手根管症候群や肘部尺骨神経ニューロパチーなどの絞扼性神経障害である。

手根管症候群の頻度はオランダの統計で人口の3.4%とされる。圧倒的に女性に多く、男性の有病率は0.6%に過ぎない。肘部尺骨神経ニューロパチーは逆に男性に多い。神経伝導検査では、絞扼部位を明らかにするとともに、病変を軸索変性と伝導障害とに分けて評価することが臨床上大切である。

慢性炎症性脱髄性多発ニューロパチー（CIDP）やGuillain-Barré症候群（GBS）、血管炎などの免疫性神経疾患もしばしばみられる。GBSは軸索型と脱髄型が半々とされ、血管炎では虚血に陥った神経にWaller変性を生じる。

アルコールや抗がん剤による中毒性神経障害、ビタミン不足などの栄養障害、神経変性疾患に伴う末梢神経障害の多くは軸索型となる。先天性のCharcot-Marie-Tooth病には脱髄型と軸索型とがある。これらの評価に神経伝導検査が大変役に立つ。

さらに、しびれを訴える患者で、末梢神経機能が正常であることを確認し、説明する目的で検査を行うこともしばしばある。

図1　糖尿病の頻度

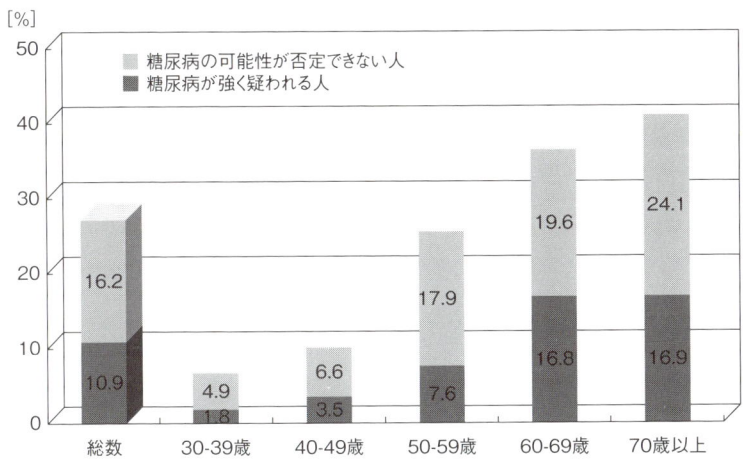

糖尿病が「強く疑われる人」は男性の15.7％、女性の7.6％、予備群は男性の17.3％、女性の15.4％に上る。合わせて男性の33.0％、女性の23.0％が糖尿病かその予備群となる。
出典：2011年国民健康・栄養調査報告

図2　神経伝導検査を行う対象の年代別頻度（筆者施設1990年のデータ）

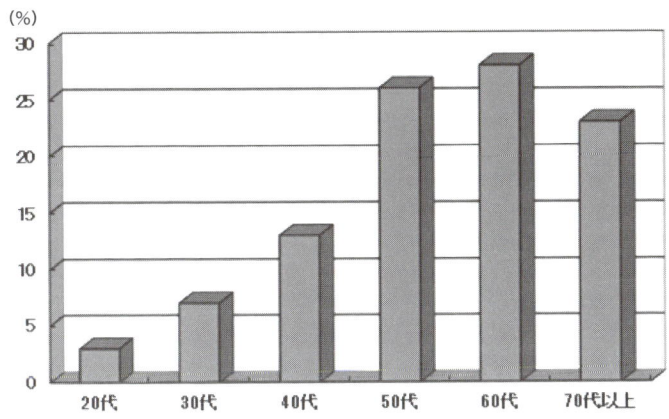

高齢になるほど、末梢神経障害が増加することに対応していると考えられる。

03 神経伝導検査で測定する項目

　神経伝導検査は、運動神経および感覚神経で行う。運動神経を電気刺激すると、その支配筋が収縮してCMAPを記録することができる。感覚神経を電気刺激すると、近位（中枢側）または遠位（末梢側）の神経幹上からSNAPが記録される。

|伝導速度・潜時|　運動神経伝導検査で、手関節や足関節など遠位部で神経幹を電気刺激してから、手足にある支配筋が収縮してCMAPが記録されるまでに時間差がある。この時間を遠位（終末）潜時と呼ぶ。手関節と肘部など、神経幹上の2カ所間の距離を測り、それぞれで電気刺激して得られるCMAPの潜時差をもとに、この間の伝導速度を計算できる。潜時はそれぞれ最小潜時を採用する。

　感覚神経伝導検査は、手関節−指間あるいは下腿−足関節間で行われることが多い。遠位で刺激し近位で記録する順行法は生理的であるが、臨床現場では逆行法を用いることが多い。刺激も記録も神経幹上から行われるため、1つのSNAP記録からでも神経伝導速度を求めることができる。

　正中神経を手関節で電気刺激し、短母指外転筋からCMAPを、第2指からSNAPをそれぞれ記録すると、潜時はSNAPのほうが短い。これは運動神経では神経末端から神経筋接合部を経て筋が収縮するまでに時間を要するためである。

|振幅|　活動電位振幅は基線−陰性（上向き）頂点間あるいは陰陽頂点間で測定されるが、前者のほうが多い。SNAP振幅には神経幹内の大径有髄線維密度が、CMAP振幅には支配筋の筋原線維密度が反映される。そのため、これら振幅は末梢神経軸索変性の程度を表す指標となる。運動神経の減少もCMAP振幅に反映されるが、残存神経が脱神経筋を再支配する代償が働き、振幅低下が軽減される。

|波形|　運動神経伝導検査では刺激点を変えてもほぼ同じCMAPが記録される。近位点刺激時に明らかに振幅が低下し波形が変化する場合は、その間に脱髄などによる伝導障害が存在することを想定する。

図1 検査の様子

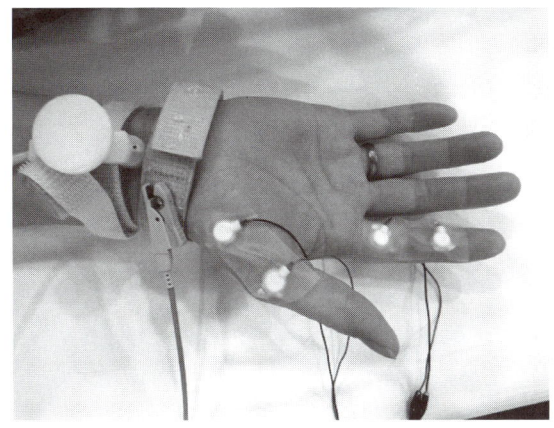

手関節で正中神経を電気刺激し、短母指外転筋からCMAPを、第2指からSNAPを記録する様子を示す。

図2 健常者での記録

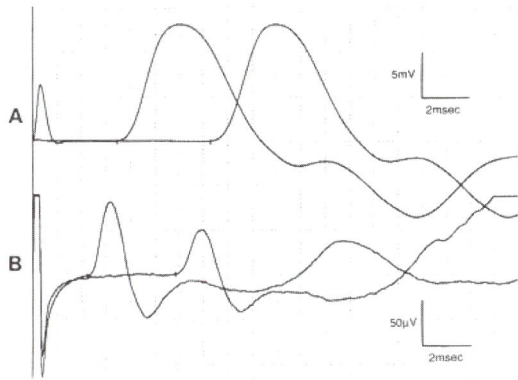

A. 運動神経伝導検査、B. 感覚神経伝導検査。それぞれ手関節および肘上で正中神経を電気刺激した。注目すべき点は2つ。
①AではmV単位のCMAPが得られ、その大きさは両刺激点で大きな差がない、BではμV単位のSNAPが得られ、手関節刺激に比べて肘上刺激で振幅が低下する。
②速度は同等であるが、遠位潜時はAよりBで短い。

04 運動神経と筋活動

　すべての運動は最終的には運動単位により実行される。徐々に力を入れると、興奮運動単位が増え（動員：recruitment）、各運動単位の発火頻度上昇が起こる。力が入らない原因は、①運動単位数が減少している（神経原性）、②個々の運動単位のパワーが落ちている（筋原性）、③必要な運動単位を随意的に興奮させることができない（中枢性）、のいずれかに帰着する。また、目的運動に必要ない運動単位が興奮する場合（ジストニーなど）にも結果的に上手に運動を行えない。

　各運動単位電位の持続時間は10msec程度である。実際の筋収縮は電気的な膜の興奮に引き続き生じる筋線維の興奮収縮連関によって生じるため、1回の運動単位の収縮による「力」の持続は数十msecに及ぶ。したがって前の収縮の上に次の収縮が重なり、次々と重なりあうため、累積して大きな力を生むことになる。これが1つだけでなく複数の運動単位で生じるために、筋というシステム全体として大きく安定した力が維持される。

　運動単位には、比較的低閾値で発火し疲労しにくいS（slow, fatigue-resistant）と、高閾値で発火し疲労しやすいFF（fast, fatigable）、およびその中間のFR（fast, fatigue-resistant）がある。腓腹筋のように持続性を要求される筋にはSが多く、瞬発性を求められる筋ではFFが多い。FFはSに比べ神経支配比が大きく、瞬時に強い力を出すのに有用である。また、Sに比べFFは運動ニューロン細胞体が大きく、軸索も太く伝導速度が速い。ゆっくりと力を増大する場合には通常小さなニューロンから大きいニューロンへと順次興奮が進む。これをHennemanのsize原理という。大きいニューロンでは神経支配比も大きい。

　実際の針筋電図では、安静時異常放電の有無、各運動単位の大きさや、動員と発火頻度上昇の関係、最大収縮時の状況につき評価する。運動単位の大きさの観察は弱収縮時に10msec/divで、その他は50msec/divで行う。

参考文献
長谷川 修，ほか：慢性脱神経筋にみられたcomplex repetitive dischargeとmyokymic dischargeの合併．神経内科 1994; 40: 583-585.

図1　安静時放電

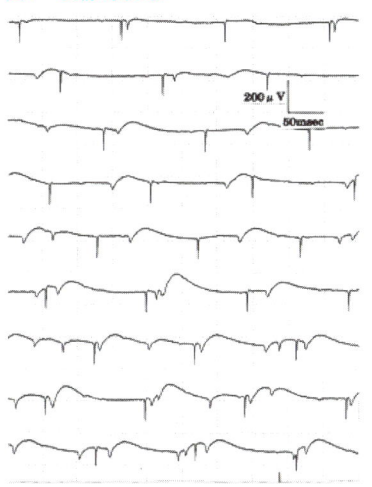

Fibrillation potentialとpositive sharp wave。

図2　複合反復発射

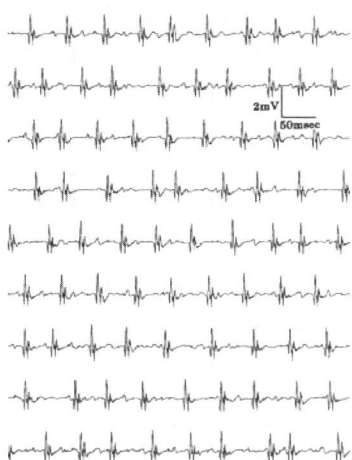

安静時に、複雑な同一運動単位電位が反復発射する。

図3　筋原性変化

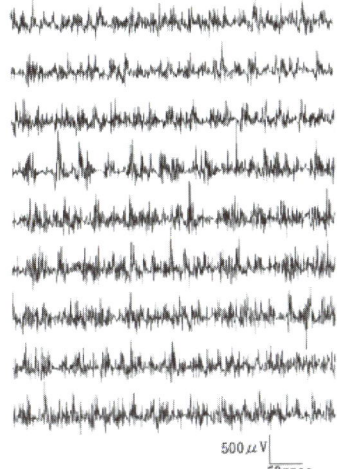

最大収縮時であるが、小さな運動単位電位の集簇により基線が見えなくなっている。

図4　神経原性変化

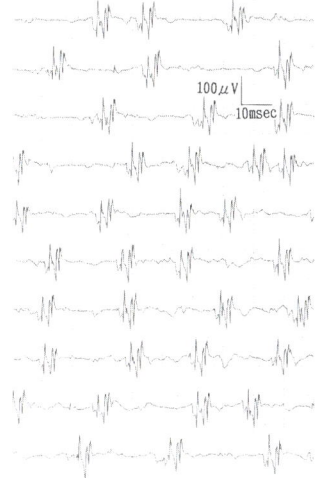

最大収縮時に多相性の単一運動単位電位のみが高頻度に発射している。

05 神経伝導検査の原理

　第3項で述べたように、神経伝導検査では、速度と振幅から刺激点と記録点間における神経幹の機能を知ることができる。速度は最大値が指標として用いられ、上肢前腕で60m/sec、下肢下腿および上肢手指部で50m/sec程度が正常値の目安となる。また、活動電位の振幅（大きさ）は神経幹または筋を構成する要素の密度を反映する。

神経の種類　直径の太い順にA線維、B線維、C線維と呼ばれる（表1）。これらは伝導速度の速い順でもある。太く速い線維は弱い刺激で興奮し、圧迫や虚血でおかされやすい。一方、細く遅い線維は局所麻酔薬でブロックされやすい。神経伝導検査では、通常太いA線維のみを評価対象としている。感覚神経線維をⅠ～Ⅳに分ける分類もある。

電気刺激　電気刺激を用いて神経線維を興奮させ、生じた電気活動を記録する。電流は陽極から内向きに、神経線維を長軸方向に、そして陰極から外向きに流れる。外向きの電流が興奮を引き起こすため、通電開始時は陰極で活動電位が発生する。持続の長い電気刺激のほうが弱い刺激で興奮を引き起こし、持続を短くすると強刺激が必要となる。また変化率の大きい矩形波刺激のほうが、緩やかに増加する漸増刺激より刺激効果が大きい。通常は矩形波パルス（square-wave pulse）が用いられる。

運動神経伝導検査　運動神経幹を電気刺激し、遠位にある支配筋からCMAPを記録する。CMAPは陰極下にある筋活動を記録するが、当該神経に支配される他筋の活動も影響する（第30項）。

感覚神経伝導検査　末梢神経幹を電気刺激し、その遠位または近位の神経幹から神経活動電位を記録する。末梢神経幹の多くは運動神経より感覚神経を多く含み、さらに手足末梢近くを走る神経は感覚神経が多いことから、この方法で記録する神経活動電位の多くはSNAPとなる。指など筋のない部位や純感覚神経幹上で刺激または記録を行う場合はSNAPのみが記録されるが、前腕部で正中神経を検査する場合などは、厳密には一部に運動神経を含む混合神経活動電位となる。

表1 神経線維の分類（速度は動物でのデータ）

分類	髄鞘	平均直径（μm）	平均伝導速度（m/sec）	役割
Aα	有	15	100	骨格筋や腱からの感覚、骨格筋の運動
Aβ	有	8	50	皮膚の触圧覚
Aγ	有	8	20	筋紡錘の錘内筋運動
Aδ	有	3	15	皮膚の温痛覚（fast pain）
B	有	3	7	交感神経節前線維
C	無	0.5	1	交感神経節後線維、皮膚の温痛覚（slow pain）

表2 感覚神経の分類（速度は動物でのデータ）

分類	髄鞘	平均直径（μm）	平均伝導速度（m/sec）	感覚領域
Ia	有	15	100	筋紡錘
Ib	有	15	100	腱器官
II	有	9	50	筋紡錘、皮膚触圧覚
III	有	3	20	皮膚の温痛覚
IV	無	0.5	1	鈍痛、内臓痛

図 運動神経伝導検査および感覚神経伝導検査の原理（模式図）

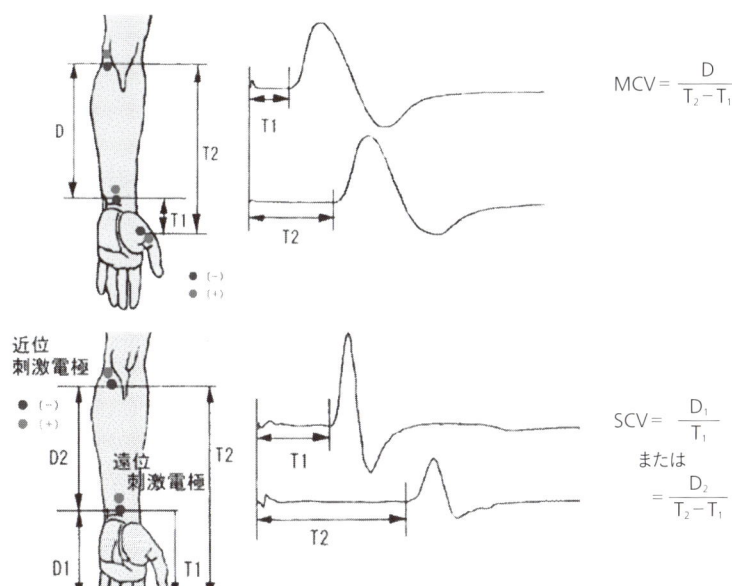

$$MCV = \frac{D}{T_2 - T_1}$$

$$SCV = \frac{D_1}{T_1}$$
または
$$= \frac{D_2}{T_2 - T_1}$$

06 運動神経伝導検査

　運動神経伝導検査は、正中・尺骨・脛骨・腓骨神経で行うことが多い。測定項目は通常、以下の4つである。

伝導速度　運動神経伝導速度は指標として用いられることが最も多い測定項目である。前腕または下腿での最大伝導速度が数字となって表される。健常者値の目安は、上肢で60m/sec、下肢で50m/secである。伝導速度は皮膚温の影響を受けるので、冷たい手足は温める必要がある。

F波潜時　F波は刺激ごとに波形や潜時が変化する。これは異なる運動単位が刺激ごとにそれぞれ1%くらいの確率でF波を発することに由来する。指標としては最小のF波潜時が採用される。同一患者では最も再現性が高い測定項目とされるが、これは距離測定に伴う誤差を伴わないからである。また、神経の全長にわたる伝導状況を反映する点を特徴とする。しかし、個人間で神経障害の程度を比較する場合には、たとえ身長補正を行っても神経伝導速度より信頼性が高いとは言えない。

遠位潜時　遠位潜時とは、手関節あるいは足関節付近で電気刺激してから、手あるいは足にある記録筋でのCMAP開始までの時間である。刺激点から運動神経末端までの伝導時間に神経筋伝達時間、筋内伝播時間を加えた値に相当する。多発神経障害が遠位部優位に生じること、絞扼性神経障害の頻度が高くなることから、糖尿病患者では遠位潜時の延長をきたしやすい。

CMAP振幅　CMAP振幅は対象領域で収縮した筋線維活動の総和を表す。通常遠位刺激と近位刺激とでほぼ同じCMAP波形が得られるが、脛骨神経伝導検査では生理的にも近位刺激時の振幅が若干低下する（第47項）。これは主に、構成線維の線維径分布と活動筋の空間的分布の広さによる。刺激点ごとに波形が変化する場合や極めて時間的分散が大きい波形の場合には、脱髄の要素が含まれていることが考えられ、必要に応じてインチング刺激（第26項）を行う。

参考文献
長谷川 修：糖尿病性神経障害：神経機能検査. 日本臨床 2010; 8（増刊号9）：594-599.

図1　CMAPとSNAP

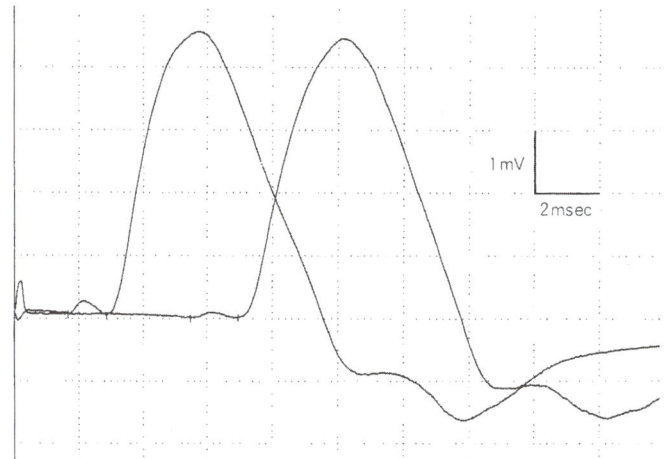

手関節および肘関節での正中神経刺激により第2虫様筋から記録した。CMAPの前に小さなSNAPがみられる。両者の大きさの違い、および両刺激点でCMAPはほぼ同一であるが、SNAPは伝導距離が長くなると振幅が低下する点に注目。

図2　脛骨神経伝導検査記録

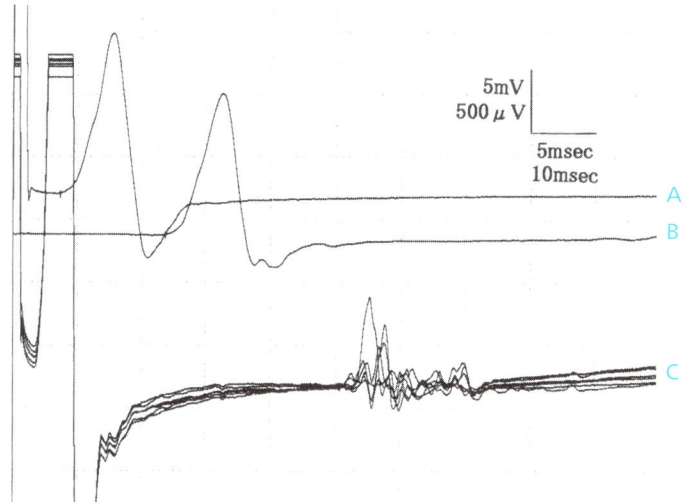

母趾外転筋記録。Aは内踝後方刺激（遠位潜時、M波振幅）、Bは膝窩刺激（潜時差から伝導速度を求める）、CはF波（潜時）を示す。

07 感覚神経伝導検査

　感覚神経伝導検査では、記録電極の陰陽両極ともに神経活動電位を記録し、その差がSNAPとなる。検査法には順行法と逆行法とがある（第24項）。

　SNAPは、伝導距離が長くなるにつれて振幅が低下し、持続時間が長くなる。これは、CMAPを構成する各運動単位電位の持続が10msec程度と長いのに対して、SNAPを構成する単一神経活動電位の持続が2msec程度と短いことによる。さらに、CMAPを構成する運動神経線維の伝導速度が比較的均一であるのに対して、SNAPを構成する各感覚神経線維の伝導速度にはある程度の幅がある。このため、SNAPでは伝導距離が長くなると波形の時間的分散を生じるのに対して、CMAPでは刺激点にかかわらずほぼ同一の波形が得られる。逆行法で、記録用活性電極を指のMP関節に置いた場合には、手関節刺激でDIP関節に置いた場合の平均1.6倍のSNAP振幅が得られる。これは、伝導距離の違いに到達神経の本数の違いが加わるためである（第23項）。

　SNAPは記録電極の陰陽電極間距離を3cmとしたときに最も大きく鮮明な波形が得られる。これは、感覚神経伝導検査では両記録電極から得られる神経活動電位の差がSNAPとして記録されることによる（第23項）。

　SNAP振幅は神経幹内の大径有髄線維密度を反映するため、軸索変性の評価に重要な指標となる。もちろん、振幅値は神経幹−記録電極間距離により修飾される。その距離は指（逆行法）や手関節（順行法）周囲径と相関をもつことから、SNAP振幅標準値は指や腕の細い女性のほうが太い男性よりも大きい値となる（第31、34、48項）。

　感覚神経伝導速度は通常、上肢では手関節−指間、下肢では下腿−足関節間で検査する。通常使用する検査部位で比較すると健常者値はいずれも50m/sec程度となる。多発ニューロパチーの場合、伝導速度低下は上肢よりも下肢、近位よりも遠位で顕著になる。

参考文献
長谷川 修、ほか：感覚神経伝導検査法における記録電極間距離の影響．脳神経 1999; 51: 699-702.

図　記録用の陰陽電極間距離（A：逆行法、B：順行法）

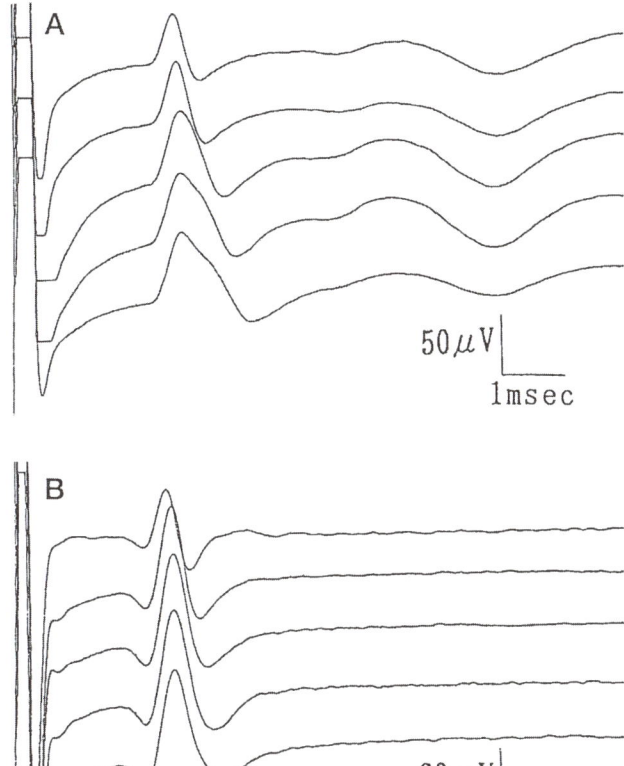

いずれも、記録用電極間距離を上から順に1cm、2cm、3cm、4cm、5cmとした。電極間距離3cm以上で振幅が最大となり、持続時間は電極間距離とともに次第に長くなる。

08 波形の意味

　神経伝導検査で記録されるCMAPあるいはSNAP波形は、いずれも陰陽両極で記録される波形どうしの引き算である。CMAP記録には、陰極（活性電極）を筋腹上に、陽極（基準電極）を遠位腱上に配置するbelly-tendon法が用いられる。両電極波形の構成に関しては、第30、31項で解説する。

運動神経伝導検査で得られる波形　運動神経伝導検査で得られるCMAPは、神経幹上で刺激点を移動しても通常大きな波形変化はない。これは、CMAPを構成する各運動単位電位の持続時間が10msec程度と長いことによる。神経幹を構成する各運動神経線維の伝導速度差は小さく、正常な運動神経の最速線維と最遅線維との差は13m/sec程度にとどまる。手関節－肘間の伝導時間が3～4msecであることから、手関節刺激でも肘刺激でも、各CMAPに時間的分散を生じるほどには至らない。脛骨神経のみは例外で、神経幹内の運動線維間の伝導速度差が大きく支配筋が分散していることから、伝導距離が長くなるにしたがってCMAPの振幅が低下し持続時間が長くなる。

感覚神経伝導検査で得られる波形　感覚神経伝導検査で得られるSNAPは、構成する各単一神経活動電位の持続時間が2msec程度であることから、3～4msecの伝導時間でも伝導速度差の影響を受けて波形が広がる。その結果、伝導距離が長くなるにつれて時間的分散のためSNAP振幅が低下する。通常、指で記録する逆行法の場合、手関節刺激に比べて肘刺激では得られるSNAP振幅がおよそ半分になる。

　筋収縮により筋長が短くなると、筋線維内での伝導時間が短くなるため、CMAP波形は振幅が増大し持続時間が短縮する。この場合、波形面積の変化は小さい。高頻度反復刺激時にしばしば見かけのCMAP振幅漸増現象が認められるが、これは筋長の変化により筋活動が同期化することによる。したがって、検査は常に一定の肢位で行う必要がある。

参考文献

長谷川 修、ほか: 脛骨神経伝導検査膝窩刺激は腓骨神経への波及に注意. 神経内科 2011; 74: 530-532.

図1　脛骨神経刺激による活動電位記録

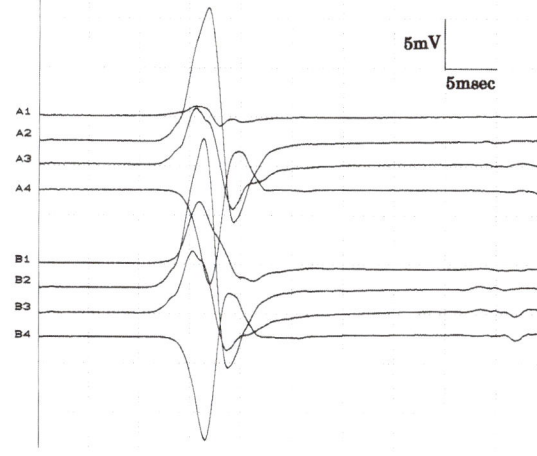

上から順に、1.短趾伸筋（EDB）記録、2.母趾外転筋（AP）記録、3.AP活性電極記録、4.AP基準電極記録、を示す。Aに比べてBではEDB記録が大きくなるとともにAP電位もやや大きくなり、刺激が腓骨神経に波及していることが知れる。

A：膝窩中央刺激　　B：Aのやや外側刺激

図2　足関節で脛骨神経および腓骨神経刺激時の記録

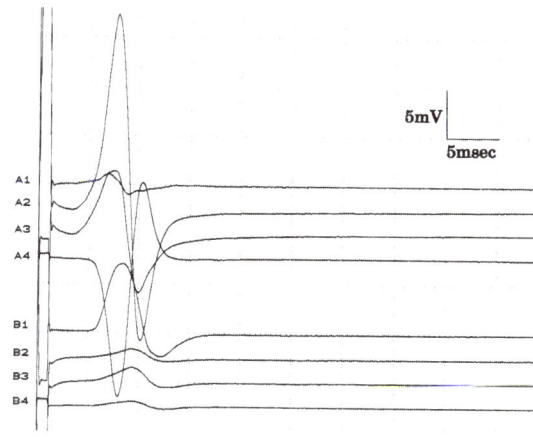

1〜4の記録位置は図1と同じ。脛骨神経刺激でもEDBから、腓骨神経刺激でもAPから小さな陰性波形が記録される。AP上に置いた活性電極波形に、腓骨神経支配のEDB活動が影響を与えている。小さな陰性（上向き）波形が得られていることから、足部で真下深部から発生した筋活動として記録され、図1の膝窩部やや外側刺激時にもAP活動電位の振幅を増大させたと考えられる。

A：脛骨神経刺激　　B：腓骨神経刺激

09 繁用される上肢神経

　神経伝導検査は広く手のしびれや筋力低下を呈する病態を評価するために行われる。運動神経は肘上部以遠の正中神経と尺骨神経、感覚神経は手関節以遠の正中神経と尺骨神経が用いられることが多い。正中神経は手根管部病変が多くみられ、尺骨神経は肘部に加えて、ときに手関節遠位の尺骨神経管に病変がみられる。肘より近位の病変を検索する必要が生じることもある。その際には、腋窩や鎖骨上窩（Erb点）の刺激を加える。

正中神経（運動）　　多くは短母指外転筋から記録する、陰極を目的筋の運動点に、陽極を遠位腱上に置く。刺激電極は手関節および肘上部で正中神経幹上に置く。手掌刺激も大変有用である（第53項）。この際は、手根管遠位端に陰極、その遠位に陽極と、刺激電極の陰陽を逆に向けて設置することになる。これは、通常の電気刺激では有効刺激が陰極から発するためである。

尺骨神経（運動）　　小指外転筋上に記録電極を置き、手関節および肘上部尺骨神経幹上から刺激する。その他の事項は正中神経と同様である。肘部の病変が想定されるときは、後述のインチング刺激（第26項）を行う。尺骨神経管病変を疑うときは、小指外転筋のほか骨間筋からもCMAP記録を行う。

正中神経（感覚）　　記録電極を第2指に置く。リング電極を用いても皿電極を用いても、得られるSNAPに差はない。指の腹側に3cm程度離して基節に陰極、その3cm遠位に陽極を置く。刺激は手関節で行う。前腕病変を検出する目的がなければ、肘刺激は必須でない。

尺骨神経（感覚）　　正中神経と同様に、記録電極を第5指に置き、電気刺激は手関節で行う。肘刺激ではSNAP振幅が手関節刺激の半分程度になり、さらに小指の運動に伴うアーチファクトが加わるため、きれいな記録をとりにくい。

> **Keyword　運動点**
> 筋肉で神経筋接合部が多く集まり、最小の電気刺激で筋収縮を誘発できる点のこと。

図1　正中運動神経伝導検査記録

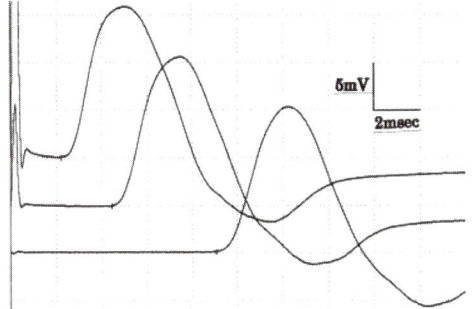

上から順に、手掌、手関節、肘上刺激

図2　尺骨運動神経伝導検査記録

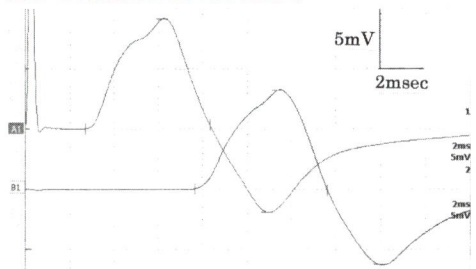

上から順に、手関節、肘上刺激

図3　正中（A）および尺骨（B）感覚神経伝導検査記録

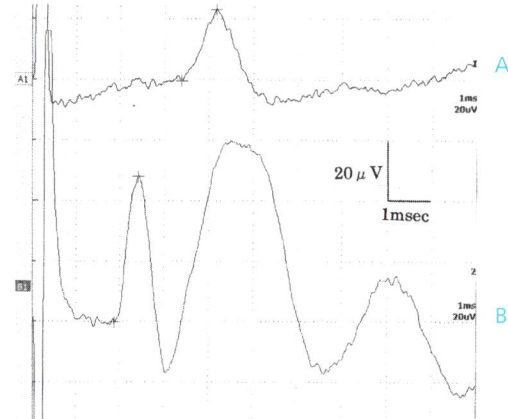

いずれも手関節刺激
手根管部伝導障害がみられる。

10 その他の上肢運動神経

　第9項で述べた神経以外に、必要に応じて以下の神経でも伝導検査を行う。また、Erb点など近位で刺激することにより、上肢のほぼすべての筋からCMAPを得ることができ、左右を比較することで潜時と振幅の評価が可能となる。

橈骨神経（運動）　記録電極は固有示指伸筋上に置く。手関節背側、尺骨茎状突起から3横指近位で尺骨の橈側縁上、第2指を伸展させたときに筋収縮がみられる部位に陰極を、尺骨茎状突起付近に陽極を置く。刺激は肘の上下および腋窩やErb点で行うが、いずれも神経幹が深い。腕橈骨筋、上腕三頭筋の内側縁または外側縁から神経幹に向けて刺激電極を押し付け、比較的強い刺激を行う。記録電極周辺には他の橈骨神経支配筋も存在するため、同時に収縮した他筋から電位の波及（第38項）を受けやすい。

筋皮神経（運動）　上腕二頭筋のような近位筋を記録筋とする場合には、さらに近位に刺激点を複数用意することが困難である。したがって、Erb点などの1点刺激によりCMAPを記録し、その潜時と振幅を評価する。一側病変では対側と比較することができるし、両側病変の場合はスタッフと比較すればよい。頸椎症や上腕神経叢障害のときなどに役立つ検査法である。

正中神経近位部　回内筋症候群（または円回内筋症候群）の多くは、円回内筋の入り口付近でその尺骨頭と上腕頭の間で正中神経幹が圧迫されることにより生じる。前腕近位部の鈍い痛みで気づかれることが多く、前腕回内により痛みが増悪するとともに、しばしば肘部にTinel様徴候がみられる。

　通常の短母指外転筋のみならず方形回内筋や長母指屈筋などで記録し、刺激は手関節と肘部に加えて上腕部で行うと良い。

参考文献
1) 山内孝治、ほか: 回内筋症候群の神経伝導検査. 神経内科 2011; 75(3): 302-303, 2011.

図1　橈骨神経伝導検査記録

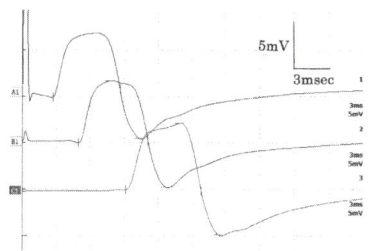

固有示指伸筋上から記録。刺激点は肘の上下およびErb点。

図2　上腕二頭筋からのCMAP記録

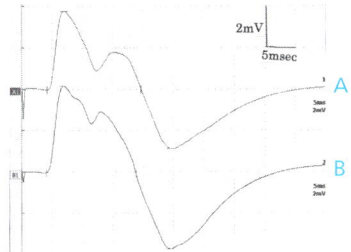

A；右、B；左で、それぞれErb点刺激。

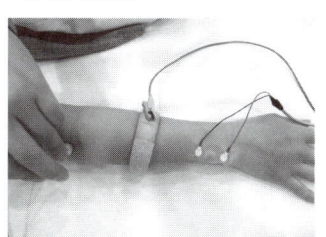

図3　円回内筋付近の正中神経

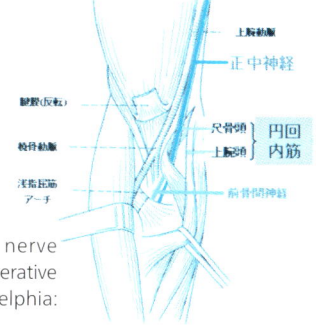

Stern PJ, et al. Anterior interosseous nerve compression. In: Gelberman RF, editor. Operative nerve repair and reconstruction. Philadelphia: Lippincott : 1991. p.983-94.を改変引用

図4　正中神経近位障害の神経伝導検査

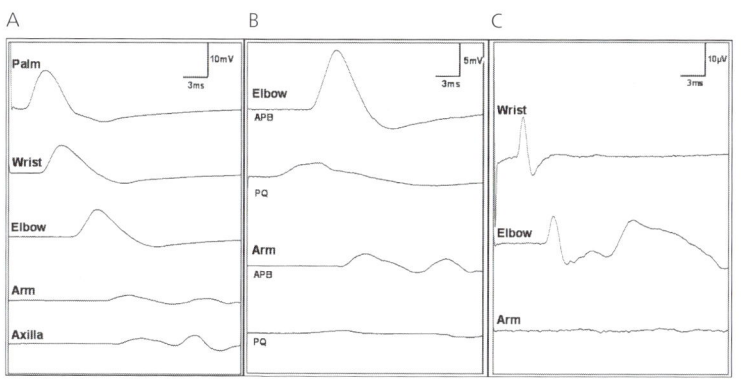

A. 短母指外転筋記録。上から順に、手掌、手関節、肘下、上腕、腋窩刺激による。肘下と上腕間に伝導ブロックと伝導遅延がみられる。B. 短母指外転筋（APB）および方形回内筋（PQ）からの同時記録。肘下と上腕刺激による。両筋とも肘ト刺激に比べて上腕刺激ではCMAPが極めて小さく、この間に明瞭な伝導ブロックがみられる。C. 第3指記録による感覚神経伝導検査（逆行法）。上から順に、手関節、肘下、上腕刺激による。手関節・肘刺激では小さいながらもきれいなSNAPが記録されるが、上腕刺激でSNAPが得られず、この間に伝導ブロックが存在する。

11 その他の上肢感覚神経

容易にSNAPを記録でき、臨床上有用ないくつかの感覚神経がある。

尺骨神経手背枝（感覚）　尺骨神経は、尺骨茎状突起の5〜8cm近位で掌側を通る本幹から手背枝が分かれ、この手背枝は尺骨神経管（Guyon管）を通過せずに尺側手背および第3〜5指背側の感覚を支配する。記録は第4骨間筋CMAP記録のときと同様に手背側の第4・5指間で行い、手背枝分岐より近位で刺激する。手関節で手背枝のみを刺激し、手背から記録したSNAPは、同じ手関節刺激・第5指記録に比べて倍程度の振幅をもつ。

橈骨神経（感覚）　母指を背屈すると手背に飛び出す長母指伸筋腱が見える。その上を対側の指で注意深くなぞると、中央付近でコリッとした浅橈骨神経を触れる。この直上と示指方向4cm遠位に記録電極を置き、活性電極から13cm近位の橈骨縁を刺激点とする。この神経は多発神経障害や絞扼性神経障害の影響を受けにくいため、異常の検出感度は低いが、高度の多発ニューロパチー例でも評価可能という利点をもつ。

内側および外側前腕皮神経（感覚）　前腕掌側の内側ないし外側を支配する皮神経である。前者はTh1支配で、胸郭出口症候群の診断に役立つ。後者は、肘部での採血後にしびれを訴える患者で検査が必要となる。なお、近くを走行する浅橈骨神経への刺激の波及（第38項）に注意する。

参考文献
1) 長谷川 修、ほか：尺骨神経掌枝および手背枝の神経活動電位記録. 神経内科 2001; 55: 469-472.
2) 長谷川 修、ほか：糖尿病患者における浅橈骨神経伝導検査. 神経内科 2006; 65: 566-569.
3) 長谷川 修、ほか：外側前腕皮神経の感覚神経伝導検査. 神経内科 2009; 70: 326-327.

図1　尺骨神経手背枝記録例

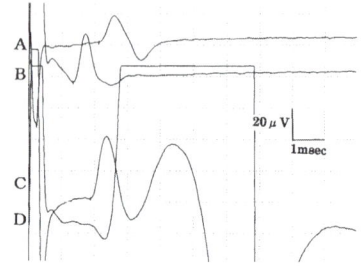

手関節で手背枝（AB）および本幹（CD）を刺激、第5指リング電極（AC）および手背（BD）から記録した。

図2　橈骨神経（感覚）記録例

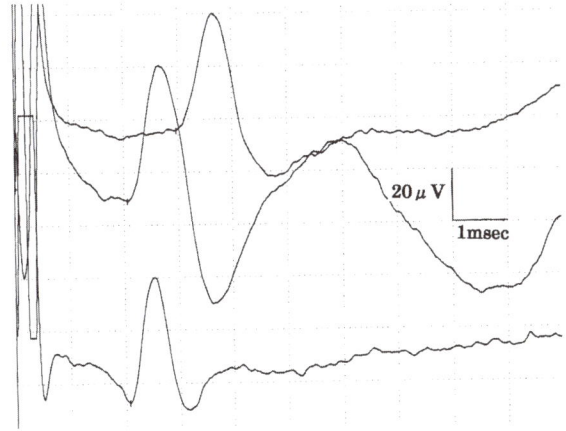

上から正中神経（手関節刺激、第2指記録）、尺骨神経（手関節刺激、第5指記録）、橈骨神経伝導検査記録を示す。

図3　内側および外側前腕皮神経伝導検査

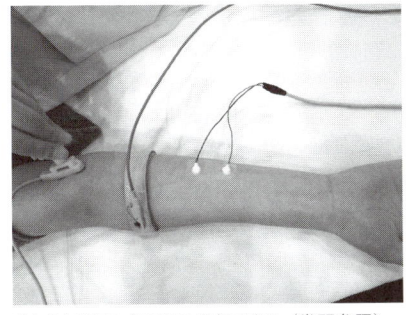
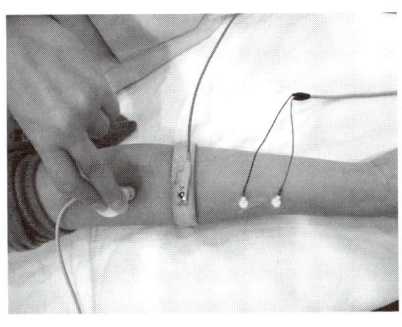

どちらも容易にSNAPを記録できる（巻頭参照）。

図4　外側前腕皮神経伝導検査記録例

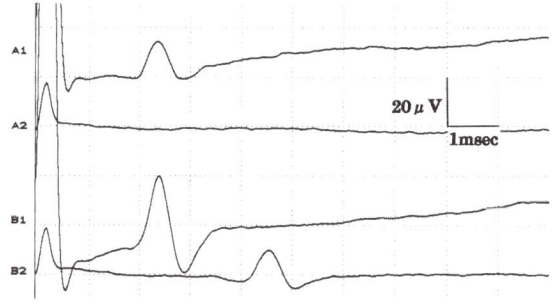

同時に浅橈骨神経活動電位をモニターした。A1B1は前腕での外側前腕皮神経記録、A2B2は手背での浅橈骨神経記録。Aは至適刺激位置、Bはやや橈側に刺激点を移動した。Bでは外側前腕皮神経SNAPに浅橈骨神経SNAPが重なっており、偽の振幅増大と言える。

033

12 下肢の運動神経

　多発神経障害は長さ依存性の特徴をもち、脊髄から最も離れた足先から始まる。したがって、糖尿病などでは下肢の神経伝導検査が重要となる。腓骨神経の腓骨頭部は絞扼好発部位である。足根管症候群は有名であるが、脛骨神経の遠位潜時延長を診断根拠にできるとは限らず、臨床的判断が大切である。

| 脛骨神経 |　母趾外転筋（AP）上、舟状骨の下方約1cmに記録用活性電極を置く。APは比較的大きな筋であるとともに、母趾基部においた基準電極からの電位がさらに大きいことから、記録電極位置の多少のずれは大きな問題とならない。刺激は足関節内踝後方と膝窩中央で行う。とくに膝窩では神経幹が深いため、比較的強い刺激を必要とする。刺激パルス幅を1.0msecにすると誘発しやすい。膝窩刺激では足関節刺激に比べてCMAP振幅がやや小さくなることが多い。神経線維間の伝導速度差が大きいこと、伝導距離が比較的長いこと、脛骨神経支配筋が空間的に広がっていることが原因となり、振幅低下は主に基準電極波形に由来する（第47項）。

| 腓骨神経 |　記録電極は短趾伸筋（EDB）上に置く。足趾を随意的に背屈させることにより筋の位置を確認したうえで、その上に活性電極を配置する。筋腹を触れない場合には、外踝下縁から足底と平行に5〜6cm前方に置く。この筋は小さいため、記録電極位置がずれると正しい記録を行えない。

　刺激は足関節背面中央と腓骨頭近位で行う。EDBはときに副深腓骨神経による支配を受けるため、足関節刺激時のCMAPが腓骨頭刺激時より小さい場合は、外踝後方刺激を加えて確認する必要がある。腓骨神経麻痺では、短趾伸筋のほか前脛骨筋でもCMAP記録を行う。これは、前脛骨筋機能が腓骨神経麻痺の予後を直接決めるからである。

| 大腿神経 |　大腿四頭筋に萎縮がみられる場合に、同筋に記録電極を置き、鼠径部で電気刺激を行うことにより、M波およびH波を得ることができる。潜時と振幅を対側と比較する。

参考文献
1) 長谷川 修、ほか：記録電極位置の違いが運動神経伝導検査結果に及ぼす影響——脛骨神経と腓骨神経の比較. 神経内科 2010; 73: 627-629.
2) 長谷川 修、ほか：脛骨神経伝導検査でみられる近位点刺激時の複合筋活動電位振幅低下は基準電極波形に由来する. 神経内科 2011; 74: 416-418.

図1 脛骨神経伝導検査とその記録

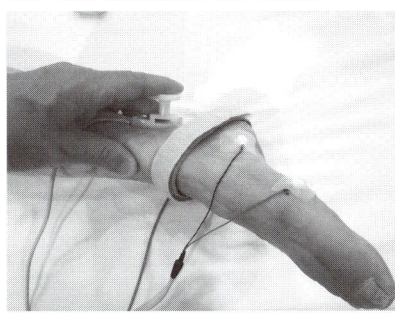
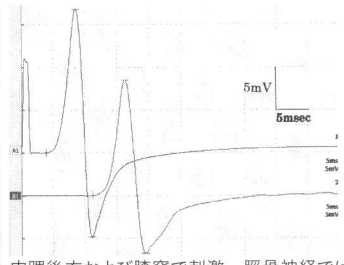

内踝後方および膝窩で刺激。脛骨神経では、近位刺激でCMAP振幅がやや小さくなる。

図2 腓骨神経伝導検査とその記録

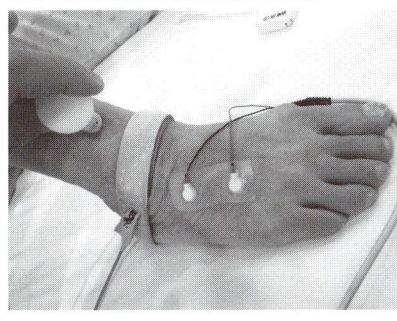
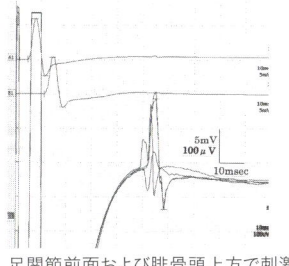

足関節前面および腓骨頭上方で刺激。下段は足関節刺激時のF波。

図3 大腿神経伝導検査

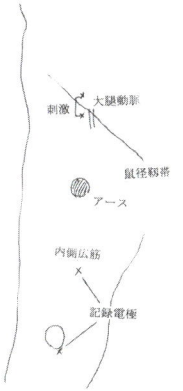

13 下肢の感覚神経

　下肢神経から得られるSNAPは上肢に比べて小さい。そのため、上肢より近位の下腿で刺激し足関節から記録することにより、大きなSNAPを得ることができる。足関節遠位部で検査を行う内側および外側足底神経では得られるSNAPが小さく、病的状態ではSNAPを記録できないことがしばしばある。

|腓腹神経|　代表的な感覚神経伝導検査であるが、刺激点の神経幹が比較的深部にあるため、初心者は、SNAPが得られない場合に手技が悪いのか神経が悪いのかの判断に迷う。記録電極は外踝の後方と下方に置く。刺激は記録電極から12cm近位の下腿後面で行う。これ以上距離を長くとると、神経幹が深くなるとともに、内側と外側の2本に分かれる確率が高くなる。刺激電極を皮膚にめり込ませる要領で、強く押し当てることがコツである。さもないと、刺激強度不足でfalse negative記録が得られやすい。しばしば神経生検に用いられる神経でもあり、適切にSNAPを記録することは基本手技の一つと考えたい。

|浅腓骨神経|　記録電極は足関節背面中央に置く。刺激は記録電極から腓骨頭に向けて14cm程度近位の下腿前面で行う。腓骨神経麻痺では、軸索変性の程度を知るのに役立つ。正常値を持たない施設では、対側と比較すると良い。

|内側および外側足底神経|　脛骨神経は屈筋支帯の直下で3本の枝に分かれる。そのうち内側および外側足底神経からの混合神経活動電位を記録することができる。屈筋支帯部の脛骨神経上に記録電極を置き、14cm遠位の足底の内側あるいは外側で電気刺激する。健常者でも小さなSNAPしか得られないため、病的状況では導出が難しいことが多い。

参考文献
1) 湯田美智子、ほか：腓腹神経の超音波画像と神経伝導検査——伝導距離12cmとする提案．神経内科 2011; 75(5): 504-508.
2) 長谷川修，ほか：浅腓骨神経の感覚神経活動電位：腓腹神経との比較．臨床脳波 2001；43:43-45.
3) 森　泉，ほか：腓腹神経伝導検査の記録電極位置と感覚神経活動電位．臨床脳波 1998；40: 373-375.

図1 腓腹神経、浅腓骨神経伝導検査記録

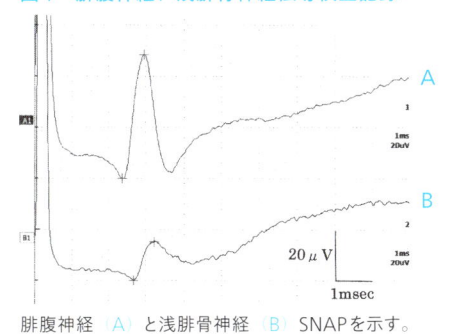

腓腹神経（A）と浅腓骨神経（B）SNAPを示す。

図2 腓腹神経伝導検査の伝導距離とSNAP振幅

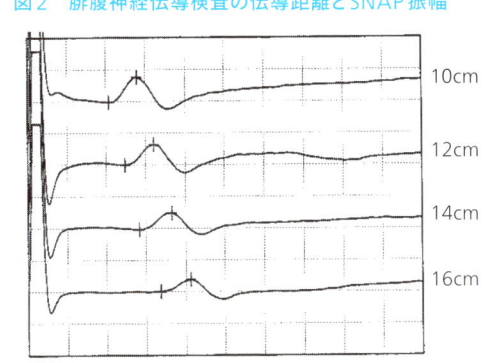

伝導距離12cmまでは比較的大きなSNAPが得られる。

図3 内側（A）および外側（B）足底神経伝導検査とその記録

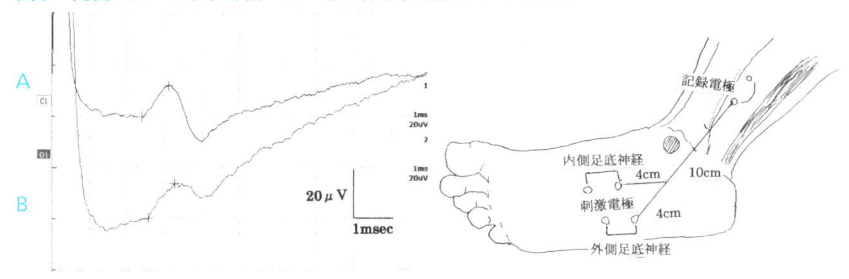

いずれもSNAP振幅が小さいことが多く、病的状態では導出できないことも多い（巻頭写真参照）。

037

14 顔面神経・横隔神経

顔面神経 顔面神経は耳介下部を後方から前方に向けて通過するので、このどちらかで電気刺激する。記録は、どの表情筋でも可能であるが、鼻筋での記録が容易である。鼻根部の左右に記録用電極を置く。この配置の利点は、陰性から始まるきれいなCMAPが得られることと、極性を逆にすることにより同一記録電極を用いて左右を比較できることにある。耳介下部前方でも後方でも、最大上刺激を行うには意外と強い刺激強度が必要である。

瞬目反射 三叉神経の第1枝を眼窩上縁で電気刺激すると、眼輪筋に収縮が起こる。第一反応（R1）は触覚線維に由来し、潜時10msecくらいで、刺激側のみにみられる。第二反応（R2）は、痛覚刺激が三叉神経脊髄路核を経て、両側の顔面神経を興奮させることにより、30msec余りの潜時で両側の眼輪筋から導出される。眼瞼痙攣や半側顔面痙攣などで顔面神経興奮性が高まった状態では、両側からR1が検出されたり、同側口輪筋からもR2が誘発されたりする。特発性顔面神経麻痺により、顔面神経幹での興奮性低下を生じ十分な顔面神経刺激を行えない場合でも、経路が生きていれば瞬目反射により顔面筋活動を誘発することができる。

横隔神経 呼吸筋機能の70%以上を担う横隔膜を支配しているのは横隔神経である。その伝導検査は呼吸筋機能障害により生命維持が困難となるGuillain-Barré症候群や筋萎縮性側索硬化症に応用され、CMAPの振幅低下や遠位潜時延長所見が得られる。Bolton法で、記録電極は剣状突起部に陰極、肋骨下縁鎖骨中線上に陽極を置き、胸鎖乳突筋後縁の鎖骨上方5cmで最大上電気刺激する。得られた横隔膜CMAPから、波形の立ち上がり潜時と振幅を計測する。

　筋萎縮性側索硬化症では、伝導時間の遅延は軽度であるが、CMAP振幅の明らかな低下がみられる。Guillain-Barré症候群（第59項）でも呼吸筋麻痺に伴い高度の潜時延長やCMAP振幅低下所見が得られる。また、軸索変性病変を呈するcritical illness polyneuropathy（第68項）でも高度のCMAP振幅低下がみられる。

参考文献

長谷川 修、ほか：糖尿病と横隔神経伝導検査．臨床脳波 2007; 49: 312-314.

図1　顔面神経伝導検査

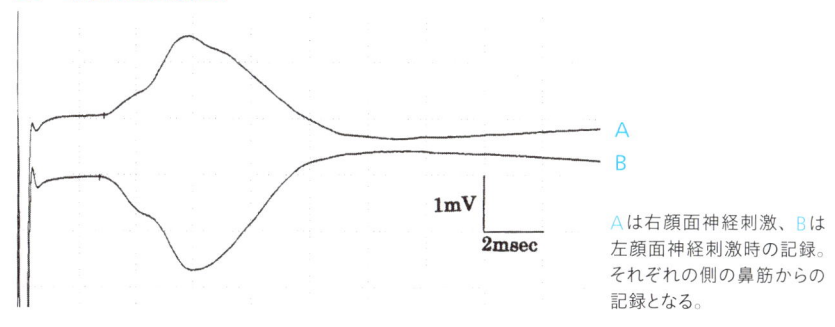

Aは右顔面神経刺激、Bは左顔面神経刺激時の記録。それぞれの側の鼻筋からの記録となる。

図2　瞬目反射

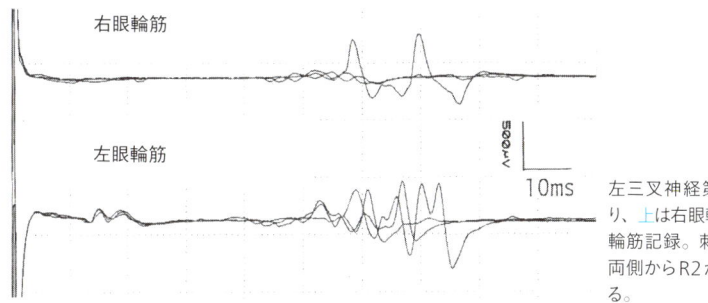

右眼輪筋

左眼輪筋

左三叉神経第1枝刺激により、上は右眼輪筋、下は左眼輪筋記録。刺激側でR1が、両側からR2が誘発されている。

図3　横隔神経伝導検査記録

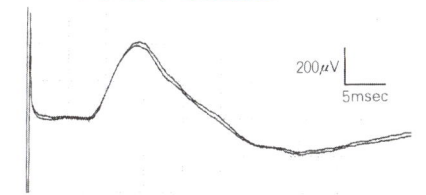

最大上刺激を行うことにより、きれいなCMAPを記録できる。刺激点と記録点は本文参照。

15 神経走行の破格：Martin-Gruber 吻合と副深腓骨神経

　頻度の高い破格として正中神経−尺骨神経吻合（Martin-Gruber 吻合）と深腓骨神経の別経路（副深腓骨神経）の 2 つが知られている。

| Martin-Gruber 吻合 |　　Martin-Gruber 吻合（Martin-Gruber anastomosis; MGA）とは、正中神経から前骨間神経を経由して尺骨神経に至る運動吻合枝を指す。健常者で 15% の頻度とされるが、吻合枝が骨間筋に至る率はさらに高く、衝突法を用いない検討でも小指外転筋の 10%、短母指外転筋の 11% に対して、骨間筋では 25% が吻合枝由来の神経に支配される。

　通常、運動神経伝導検査を行う際に MGA の存在を意識することは少ない。近位点刺激時の CMAP は遠位点刺激時に比べて僅かに振幅が小さくなるが、この原則が満たされない場合には、技術的問題のほか吻合枝の存在を考えて、さらに検索する必要がある（第 45 項）。

　MGA が存在すると、正中神経肘上刺激時に短母指外転筋上の記録電極から、尺骨神経支配筋活動に由来する初期陽性波が記録される。MGA に手根管部伝導遅延が重なった場合（第 78 項）は、波形開始潜時を用いて計算すると異常に速い正中神経伝導速度値となる。

| 副深腓骨神経 |　　腓骨神経伝導検査に用いられる短趾伸筋は、深腓骨神経（deep peroneal nerve; DPN）により支配されるが、しばしば副深腓骨神経（accessory DPN; ADPN）の支配も受ける。一側または両側の短趾伸筋が ADPN により支配される頻度は、解剖学的検討で 28%、電気生理学的検討で 17 〜 28% と報告されている。ADPN 支配はとくに短趾伸筋の外側にみられ、この破格は優性遺伝形式をとる。

　総腓骨神経は、腓骨頭部での圧迫性障害や多発ニューロパチーで障害される。ADPN の存在を理解することは、同検査の適正な解釈上必須といえる。

参考文献

1) 長谷川 修, ほか: 運動神経伝導検査で認められるMartin-Gruber吻合の頻度. 脳神経 2001; 53: 161-164.
2) 長谷川 修, ほか: Martin-Gruber吻合線維は小指外転筋より骨間筋を多く支配する. 神経内科 2007; 66: 488-489.
3) 長谷川 修, ほか: 副深腓骨神経による短趾伸筋支配の頻度——衝突法による検討. 臨床神経生理 2000; 28: 387-390.

図1　Martin-Gruber吻合

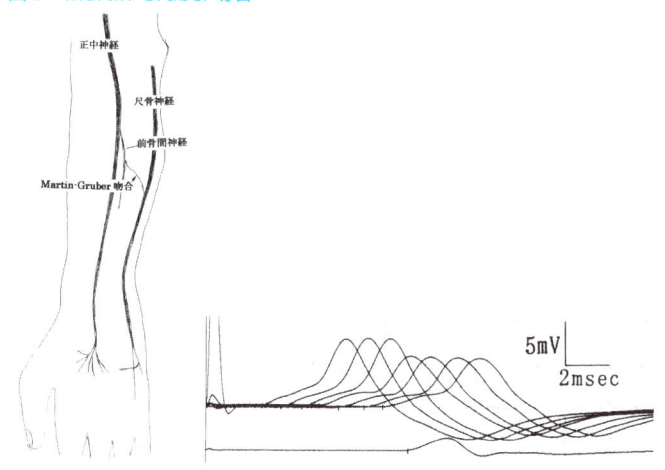

MGA存在時の尺骨神経インチング刺激検査。小指外転筋記録。下段は肘部正中神経刺激による記録。Martin-Gruber吻合の影響で前腕部に伝導ブロック様の所見が得られるが、その分が肘部正中神経刺激により補える。

図2　ADPN存在時の腓骨神経伝導検査

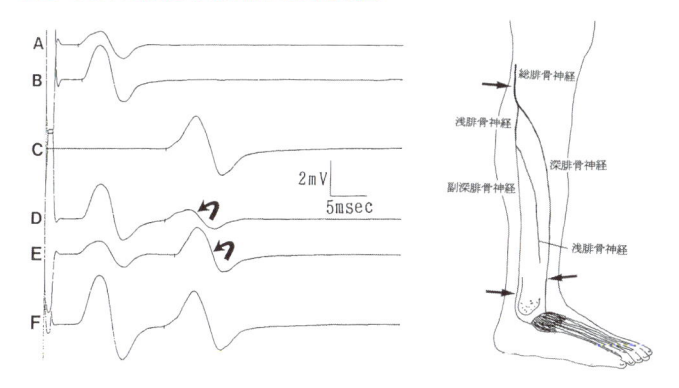

A. 足関節でのDPN刺激、B. 同ADPN刺激、C. 腓骨頭部刺激、D. 足関節でADPN刺激し6msec後に腓骨頭部刺激、E. 足関節でDPN刺激し6msec後に腓骨頭部刺激、F. D+Eの加算波形。

16 末梢神経障害をきたす疾患の分類

病変分布による分類　病変分布の面から多発ニューロパチー、単ニューロパチー、多発単ニューロパチーに分けられる。多発ニューロパチーは全身に生じるが、神経長の長い足先で障害が最大となる。いわゆる靴下型分布をとる。原因疾患は糖尿病やアルコール、ビタミン不足、神経毒性薬剤の使用など代謝・中毒性あるいは先天性要因による。単ニューロパチーは1神経のみが障害されるもので、局所圧迫などの物理的要因または支配血管のトラブルなどによる。多発単ニューロパチーは、単ニューロパチーが複数生じている状態で、血管炎の存在や神経自体に圧脆弱性が存在するなど、全身性要因を考える。

発症様式による分類　発症様式からは、急性、亜急性、慢性さらに慢性進行性などに分類される。末梢神経は運動・感覚・自律神経とそれぞれ異なる機能をもつ神経の集合体である。特定の機能をもつ神経のみに強く障害が起こることがあり、鉛中毒では運動神経のみが、シスプラチンでは感覚神経のみが強く障害される。

病理による分類　脱髄と軸索変性とに分けられる。軸索変性ではCMAPあるいはSNAP振幅低下を伴う。脱髄を主体とした病変は、免疫性疾患などでみられ伝導遅延が伝導ブロックを呈する。

ほかの多くは軸索変性を主病変とする。代謝障害などによる遡行変性ニューロパチー（dying-back neuropathy）、傍腫瘍症候群やSjögren症候群などでみられる神経細胞体（後根神経節や前角細胞）病変、軸索切断に伴うWaller変性などが含まれる。この場合、活動電位振幅の評価が大切になる。

筋力低下との関係　伝導速度の低下のみでは麻痺を生じない。慢性の脱髄性疾患では極端な伝導遅延や波形の時間的分散があっても、筋力低下はみられない。脱力は伝導ブロックや軸索変性により生じる。

正常のCMAP振幅が得られる筋で筋力低下がみられる場合、検査範囲より近位の病変を考える。すなわち、中枢神経疾患（脳・脊髄病変、ヒステリーなどの心因性病態）、あるいは近位神経幹での伝導ブロックである。筋疾患では筋力

低下とともにCMAP振幅低下が認められる。

表1　CIDPの鑑別診断

①	CMT-1、CMT-X、HNPP
②	異常蛋白血症（MGUSP、POEMS）
③	中毒（amiodaroneなどの薬剤）
④	慢性特発性軸索型多発ニューロパチー（CIAP）
⑤	血管炎（非全身性）
⑥	多巣性運動ニューロパチー（ことに慢性全身期）
⑦	甲状腺機能異常
⑧	再発性GBS
⑨	亜急性特発性脱髄性多発ニューロパチー（SIDP）

表2　慢性軸索型多発ニューロパチーの原因分類

遺伝性	CMT-2、家族性アミロイドポリニューロパチー（FAP）
代謝性	糖尿病、末端肥大症、低血糖（インスリン分泌腫瘍）、粘液水腫、尿毒症
欠乏性	ビタミンB12、葉酸、ビタミンB1、ビタミンE
中毒性	アルコール
	化学物質 acrylamide、砒素、二硫化炭素、六炭素化合物、鉛、有機燐、タリウム
	薬物 disulfiram、金、INAH、metronidazole、白金、thalidomide、vincristine
感染性	らい
自己免疫性	傍腫瘍性	癌、リンパ腫、真性多血症
	異常蛋白性	MGUS、多発性骨髄腫、Waldenstromのマクログロブリン血症
	結合織病	関節リウマチ、SLE、血管炎
その他	サルコイドーシスなど

図　Guillain-Barré症候群、脱髄型（AIDP）と軸索変性型（AMAN）の神経伝導検査

AIDP　　　　　　　　AMAN

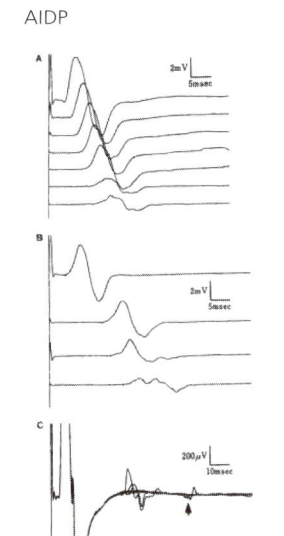

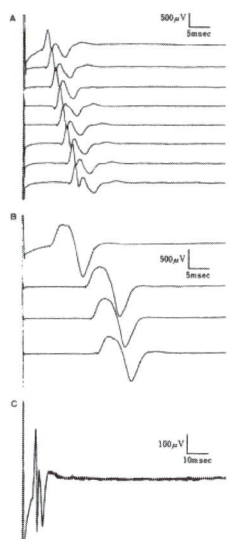

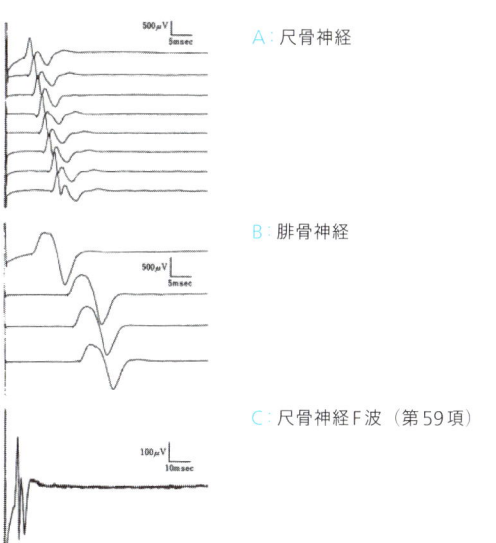

A：尺骨神経

B：腓骨神経

C：尺骨神経F波（第59項）

17 神経伝導検査による末梢神経障害の鑑別

　神経伝導検査の役割として、軸索変性と節性脱髄の鑑別は大変重要である。

| 軸索変性の特徴 |　末梢神経障害の多くは軸索変性を主病変とする。神経線維数の減少に伴って生じる活動電位振幅の低下が重要となる。

　軸索変性に伴って伝導速度も変化するが、正常下限の70〜80％以下に低下することはない。これは変性によって速い線維がある程度減少したとしても、正常に伝導する神経線維が残存するため、極端な最大伝導速度低下には至らないためである。ゆっくりと変性する病態や比較的軽い軸索障害の回復期では、残存軸索が側枝を出して代償するため、運動単位の減少にもかかわらずCMAP（M波）振幅がほとんど低下しないこともある。

| 節性脱髄の特徴 |　節性脱髄では伝導速度の低下と波形の時間的分散の増大を生じる。伝導速度は正常の60〜70％にまで低下することが多い。これは個々の神経線維の脱髄に伴って髄鞘による絶縁が不良となり、跳躍伝導が阻害されて伝導遅延を生じるためと考えられている。脱髄の程度が強いと伝導ブロックも生じる。急性期には伝導ブロックを生じるが、再生開始とともに数週間以内に伝導ブロックから回復し、髄鞘再生につれてNCVが徐々に回復する。時間的分散による波形の多相化によっても振幅低下を伴う。

　伝導速度の低下や時間的分散の増大は、節性脱髄だけではなく未熟な再生線維によっても生じる。刺激閾値の上昇も神経障害を示唆する所見である。針筋電図検査では、脱神経電位は軸索変性では認めるが、節性脱髄ではみられない。

　神経伝導検査では通常太い神経線維についての情報しか得られない。神経根部に限局した節性脱髄では、遠位の伝導機能は正常となる。臨床症状を呈しているニューロパチーでも、大径有髄線維数の減少が軽ければ、活動電位振幅や伝導速度に異常が出ない。節性脱髄と軸索変性の混合型ニューロパチーでは節性脱髄の影響が強くみられ、軸索変性はマスクされる傾向がある。

表　軸索変性と脱髄病変での神経伝導検査異常の特徴

NCS所見	節性脱髄	軸索変性
MCV、SCVの低下	+	−〜±
遠位潜時の延長	+	−〜±
M波振幅の低下	+	+
M波持続の延長	+	−
M波波形の多相化	+	−
SNAP振幅の低下	+	+
SNAP消失	+	+

図　軸索変性（A）と脱髄病変（B）のインチング刺激による神経伝導検査記録

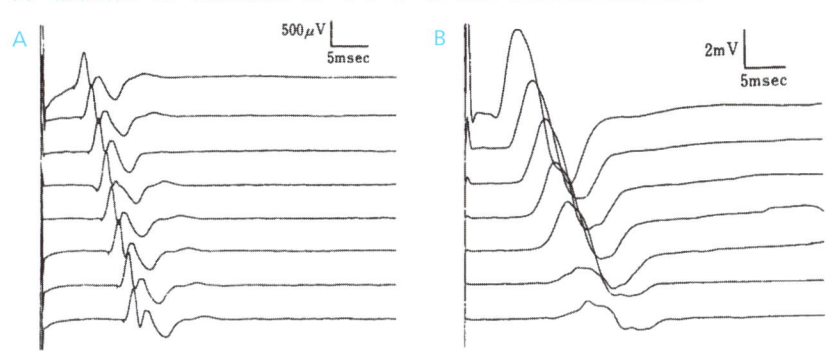

Aでは、どこで刺激してもCMAP振幅が小さい。
Bでは、刺激点を近位に移動するとCMAPが小さくなり、その変化は非連続的である。

18 神経伝導検査の準備

|必要物品|　検査には筋電計に加えて刺激電極、アース、記録電極が必要である。

①**筋電計**：電気刺激を発するとともに、筋や神経由来の電位を導出してそれを増幅し、オシロスコープなどに示す装置である。電気刺激装置と、記録装置を持ち、信号増幅器、表示、記録部から成る。最近の筋電計は雑音の除去能力がきわめて高いが、周囲の環境整備も大切である。CMAPはmV単位であることから雑音の影響は少ないが、SNAPはμV単位の電位を記録するので、部屋の環境を整えることが役立つ。できるだけシールド室を用い、蛍光灯を排除したうえで、筋電計・ベッド・患者を含めて十分にアースをとる。

②**刺激電極**：刺激電極は、目的の神経幹を電気刺激し、当該神経の興奮を得るために用いる。神経機能評価には、再現性の問題から最大上刺激を用いることが多い。通常、持続0.2msecの矩形波を用いて、表在する神経幹の皮膚上から刺激する。神経幹が皮下深部に存在する肥満者、神経幹の興奮性が低下している神経障害患者、刺激が神経幹直上からはずれた場合などは、強刺激が必要となる。通常の筋電計に組み込まれている100mAまで刺激強度を上げることができるが、それでも不十分な場合は刺激パルス幅を1msecまで延長する。

③**アース**：最大の目的は刺激アーチファクトの除去である。患者アースは皿電極より全周性のほうが優れている。必要により、ベッドや検者からもアースをとる。

④**記録電極**：CMAP記録には目的筋の筋腹上に陰極、遠位腱上に陽極を置く。とくに、陰極の設置は解剖学的に正確に行う必要がある。SNAP記録には神経幹上に3cm程度離して陰極と陽極を並べる。刺激電極と記録電極はアースを挟んでそれぞれ陰極が対面するような配置とする。F波を記録する場合、厳密には刺激電極の陰極を近位に向けるが、電極間距離2.5cmの違いは測定誤差の範囲であることから、実際はどちらに向けても良い。

|刺激強度|　教科書的には「弱刺激から徐々に刺激強度を増し最大上に達

してから記録をとる」と書いてあるが、この方法では刺激回数が多くなり時間もかかる。ある程度慣れたら、ほぼ最大上となるところから開始し1〜3回の確認刺激で済ますと良い。最大上であることの確認は、さらに刺激強度を上げても波形が変化しないことによるが、運動神経伝導検査では、異なる刺激部位から同じCMAPが得られれば最大上刺激と考えることができる。

|皮膚温|　皮膚温を測定し、手掌で33℃、足背で31℃に満たないときは、暖める必要がある。ホットパックやふとん乾燥機が役立つ。とくに冬季の外来患者や、直前にトイレに行った患者の場合に注意を要する。低温では伝導速度が低下し、波形の持続時間が長くなる。

図　検査器具

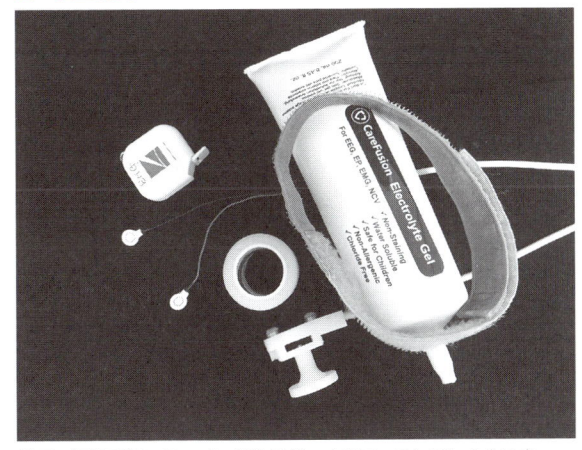

巻尺、記録電極、テープ、刺激電極、右はアースとクリームを示す。

19 神経伝導検査時の筋電計セッティング

　通常の神経伝導検査を行うときは、市販筋電計のデフォルト設定をそのまま使用する施設が多いと思われるが、若干の設定変更を行ったほうが良い。

| 目盛の設定 |　　まず、記録は目的とするCMAPまたはSNAPが画面上で適切な大きさになるように設定する。

　CMAP記録では横軸（時間）1目盛を、上肢ではM波記録に2msec、F波記録に5msec、下肢ではそれぞれ5msec、10msecにするが、潜時の長い人ではさらに1目盛分長くすることになる。縦軸（振幅）1目盛はM波記録で5mVが標準となるが、腓骨神経記録時などでM波が小さいときには適宜変更する。F波記録では200μVを標準としたいが、脛骨神経では500μV、腓骨神経では100μVが適切かもしれない。顔面神経では、2msecと500μVが良い。

　SNAP記録では横軸（時間）1目盛を1msecにする。デフォルトの2msecでは、画面の左端のみを使用することになる。縦軸（振幅）1目盛は20μVを標準とする。若年健常者では50μV、神経障害の進んだ人では5〜10μVが適切となる。通常は加算を行わない。不良記録の混在下で加算すると、実際より小さい振幅として記録される。

| 電極の設定 |　　記録電極は大きめのほうが間違いなく、皮膚上にきちんと密着させることがコツである。

　刺激電極はフェルトを水で濡らすタイプのほうが、金属電極を直接皮膚に当てるタイプより刺激がソフトに感じられる。刺激パルス幅は持続0.2msecの矩形波がデフォルトとなっている。通常このままで良いが、H波を記録したい場合、神経幹が深部に存在する、あるいは興奮性が低下している場合には、1msecに変更する。神経幹が深部に存在する場合はとくに、刺激電極を強く押し当てることが必要である。

　アースは刺激電極と記録電極の間に置くことを原則とする。両電極ともに陰極が主たる役割をもつので、アースを挟んでそれぞれを向かい合わせに置く。

|刺激回数| 刺激回数はできるだけ少なくすることが、患者の苦痛軽減と検査時間短縮につながる。初回のみは、患者が刺激に対する備えをするために少しずつ刺激強度を上げても良いが、2回目からはおよそ最大上となる刺激強度から始め、1〜3回の刺激で済ませるよう配慮する。

　最大上であることの確認が必要なら、刺激強度をさらに20%程度上げてもう1回のみ刺激を行う。刺激頻度は、デフォルトの1Hzを0.7Hz程度に変更しておく。1Hzだと、刺激を止めようと思ってもしばしば間に合わない。

表　市販筋電計のデフォルト設定と望ましい設定

	デフォルト設定	望ましい設定
SNAP記録、時間軸	2msec/div	1msec/div
刺激頻度	1Hz	0.7Hz
M波記録	5msec/div	上肢：2msec/div、下肢：5msec/div
F波記録	10msec/div	上肢：5msec/div、下肢：10msec/div

図　記録目盛設定の違い

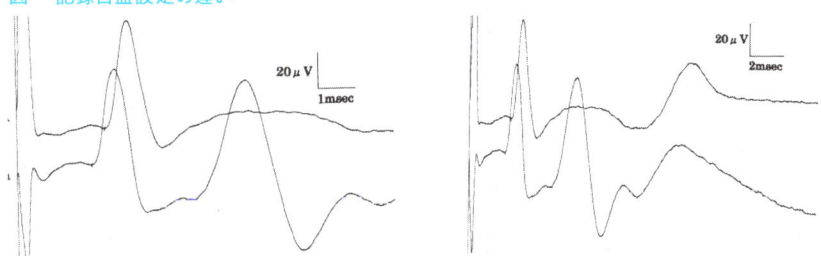

左は1msec/div、右は2msec/divとした。手関節刺激、指記録の正中神経SNAP、尺骨神経SNAPを示す。

20 正確な記録を残す工夫

　臨床に役立ち、人前に出せるきれいな記録を残すためには、いくつか工夫が必要である。刺激に対する神経や筋の反応を適切に取り出すために、随意収縮や交流（hum）などの雑音を極力除去し、リラックスした被検者の神経幹に十分な刺激を与える。

随意収縮の除去　記録筋およびその周辺の随意収縮を極力除く。随意収縮が混入すると基線が揺れ、目的波形の観察がしにくくなる。これは、μV単位の電位を記録するF波記録やSNAP記録でとくに注意すべき事項である。

雑音　記録される波形に刺激アーチファクトやhumなどの雑音が混入する場合には、アースを再点検し、記録電極の抵抗を下げる工夫をする。

刺激強度　検査開始時の初回刺激は徐々に増強させるが、それ以降の刺激は必ずしも0からスタートさせる必要はない。予想される最大上刺激を行い、最大であるとの自信が持てない場合は2割増くらいで再刺激を行う。できるだけ刺激回数を少なくしたほうが被検者も楽だし、検査時間の短縮にもなる。

記録電極　筋では筋腹中央上に陰極、遠位腱上に陽極を置くが、感覚神経では神経幹上で陰極と陽極を3cm程度離して置く。

刺激頻度　多くの筋電計では1Hz刺激がデフォルトとなっている。ただし、この刺激頻度だとしばしば操作が間に合わない。無駄な刺激を避けるためにも、0.7Hzくらいに設定し直しておいたほうが良い。

記録スケール　目的の波形を観察するのにちょうど良いスケールにする。たとえば、感覚神経伝導検査ではデフォルトが2msec/divとなっているが、これでは、SNAP記録に画面の左端のみを使用することになる。刺激後の全体像を把握するとともに、目的波形をあまり端に寄せすぎないようにする。

一定肢位の保持　検査の途中で肢位が変化すると、CMAP波形が変化する。リラックスした自然体を保ったまま検査を行う。

　正確な検査をするためのコツは、解剖学的に正しい刺激点と記録点を用いて、刺激回数を少なく、被検者をリラックスさせて、最大上刺激を行うこと

にある。

参考文献
1) 森 泉、ほか：反復刺激試験における肢位と筋固定の影響．脳神経 1999; 51: 867-870.
2) 富岡しげ子、ほか：感覚神経伝導検査順行法により得られる正中神経活動電位の肢位による変化．臨床脳波 2001; 43: 609-610.

図1　アーチファクトが混入した記録

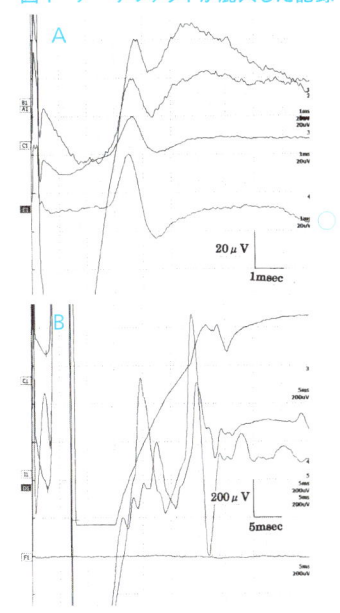

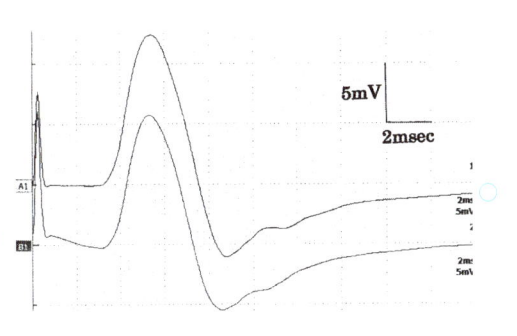

A. アースが不十分だと基線が上昇する、交流（hum）が入るなど、潜時や振幅を測定しにくい波形となる。左：SNAP、右：CMAP。○が望ましい記録。
B. 記録筋に随意収縮が加わる（力が入る）と、F波など小さな反応電位を記録する際の妨げとなる。一番上の波形はF波を記録しているが、2番目、3番目ではF波のほかに随意収縮波形が重なり、F波は読み取りにくくなっている。

図2　肢位変化に伴うCMAP波形変化

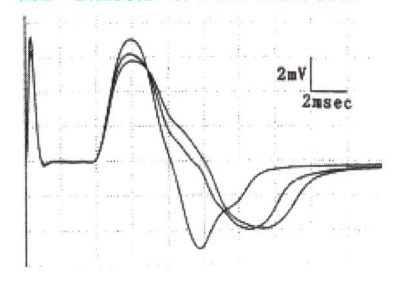

正中神経手関節刺激により、短母指外転筋から記録した。母指外転位にすると振幅が最大となり、中間位、内転位とするにしたがって、振幅が低下し、持続時間が長くなる。

21 フィルタ条件

　CMAPは筋活動に相当する比較的低い周波数の、SNAPは神経活動に相当する比較的高い周波数帯域の活動を記録する。したがって、運動神経伝導検査ではlow cutを1Hzとするが、感覚神経伝導検査ではlow cutを50Hzまで上げても、high cutは3kHzまでとすることが望まれる。これ以上狭くすると波形に影響が出る。広くしすぎると、雑音を拾いやすい。フィルタは、前置増幅器により増幅された生体信号の中から必要な周波数成分のみを取り出し、雑音成分を除去することを目的として用いられる。

　筋活動電位を構成する正弦波の振動は、1Hz〜10kHzに含まれる。したがって、CMAP記録時にはこの範囲をカバーすることが理想的と考えられる。通常のフィルタは、設定周波数で70%を通過させるように作られている。

　記録周波数帯域の上限を上げるとさまざまな高周波を拾い、雑音が多くなる。下限を下げると、生体電位の変化が影響を与えるため基線が不安定となる。ちなみに、本書の記録の多くに用いたNeuropack8の初期設定は、CMAPに対して2Hz〜3kHz、SNAPに対して20Hz〜3kHzであった。

　CMAPおよびSNAP波形は、それぞれ2msec、0.8msecといったrise timeから計算すると、フィルタ上限はそれぞれ500Hz、1,250Hz以上とする必要がある。低周波フィルタを上げた波形は微分波形に近いものとなり、容積伝導波形の高周波成分が遮断され、遠隔電位を選択的に除去できる。このとき、最短潜時は変化ないものの、振幅が低下し、頂点潜時および波形の持続時間が短縮する。一方、高周波フィルタを下げた場合には、振幅低下とともに最短および頂点潜時が延長し、波形の持続が長くなる。

　神経伝導検査時に推奨される記録周波数帯域は、CMAPに対して1Hz〜5kHz、SNAPに対して50Hz〜3kHzといえる。高周波フィルタを下げると波形が滑らかになるが、波形の開始および頂点潜時が遅れ、振幅が低下する。低周波フィルタを上げると、波形の最短潜時は不変であるが、頂点潜時が短縮し、振幅も低下することに注意する。

参考文献
長谷川 修、ほか：神経伝導検査時に得られる活動電位波形の記録周波数帯域による変化. 臨床脳波 1999; 41: 428-430.

図　周波数帯域ごとの記録例
A：CMAP

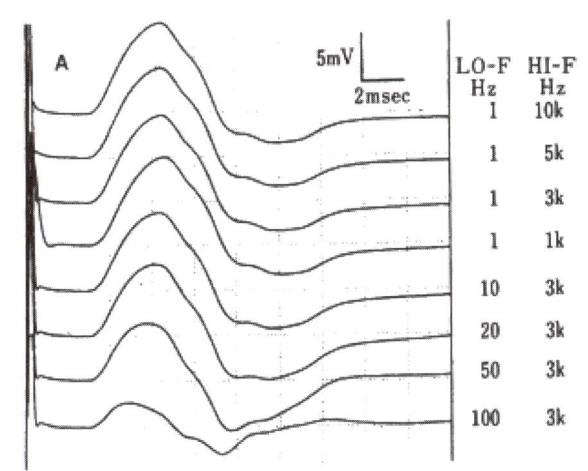

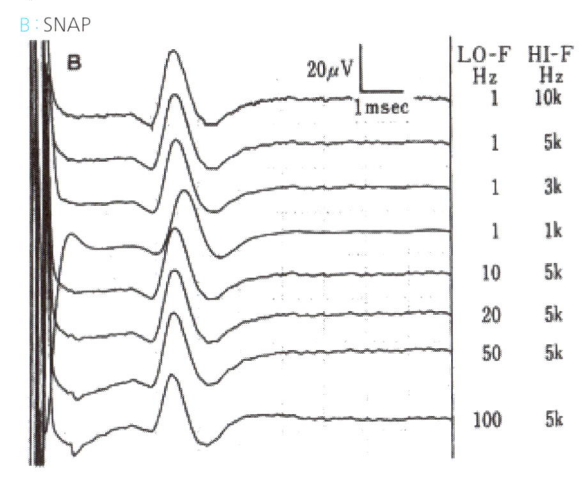

LO-F Hz	HI-F Hz
1	10k
1	5k
1	3k
1	1k
10	3k
20	3k
50	3k
100	3k

B：SNAP

LO-F Hz	HI-F Hz
1	10k
1	5k
1	3k
1	1k
10	5k
20	5k
50	5k
100	5k

CMAP記録には低い周波数、SNAP記録には高い周波数が重要である。
CMAPには1Hz～5kHz、SNAPには50Hz～3kHzを含む記録が望まれる。

22 刺激電極の極性

　神経伝導検査では通常、刺激電極と記録電極を陰極どうしが向き合うように設置する。これは、両電極ともに電位は陰極を基準にしているからである。記録電極の陰陽を逆にすると、上下逆転した波形が記録される。一方、刺激電極の陰陽を逆にしたときはどのような変化を生じるのであろうか。

　簡単に述べると、通常刺激では陰極から刺激が発生するため、陽極を遠位に向けるとCMAPまたはSNAPの潜時が若干延長する。その差は、陰陽電極間距離の2.5cmを伝導する時間、すなわち0.4msecくらいである。しかし、強刺激を行うことにより陽極下でも神経興奮を生じるようになると、通常潜時に戻る。

　若年健常者で、短母指外転筋上に記録電極を置き、刺激電極はその両極を前腕の両端に離して設置し、正中神経幹を双極で電気刺激してみた。陰極を手関節、陽極を肘下に置いて最大上電気刺激した場合、通常の潜時でM波が記録される。次に、刺激電極の陽極と陰極を入れ替えて肘部を陰極にすると、肘刺激時と同様のM波が得られる。しかし、刺激強度を最大上からさらに上昇させると波形が変化し、次第に肘刺激時のM波が小さくなり手関節刺激時の波形にとって代る。この様子を図1に示す。

　陽極を遠位にしてCMAPとSNAPを同時に記録したのが図2である。陽極を遠位にすると、通常刺激では肘刺激に相当するSNAPとCMAPが得られたが、刺激強度を上げるとまずSNAPが徐々に手関節刺激時より0.5msecくらい長い潜時に移行する。次に、SNAPが徐々に手関節刺激時の潜時に移行するとともに、CMAPもほぼ手関節刺激時の潜時に移行した。陽極刺激でも、刺激強度を増すと、まず表在受容器や上皮内神経の興奮が起こり、やがて神経幹の興奮に至る。

　電気刺激に際して神経幹内で電流は陽極から陰極に流れ、陰極では脱分極を、陽極では過分極を生じる。十分な電流が供給された場合には、表在の陽極電流も深部まで届き、神経を脱分極させることができる。このため手関節刺激時と同様の波形が記録されることになる。

参考文献
1) 長谷川 修、ほか：陽極刺激と陰極刺激. 神経内科 2012; 77: 319-321.
2) 長谷川 修、ほか：双極刺激電極の陽極の役割. 神経内科 2004; 60: 333-334.

図1　短母指外転筋から記録した正中神経伝導検査

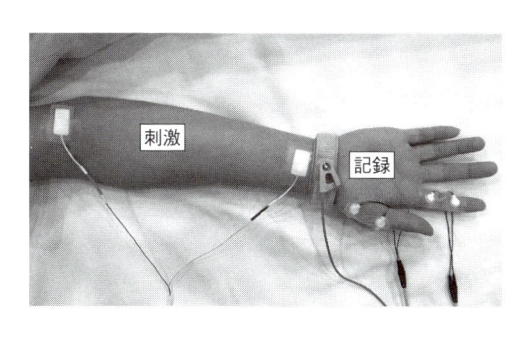

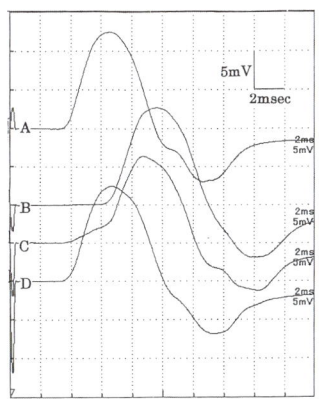

刺激電極は正中神経幹上で陰極・陽極間距離を16cmとし、まず陰極を手関節、陽極を肘下に置いて20mAで最大上電気刺激した（A）。次に、陽極と陰極の位置を入れ替えて25mAで最大上電気刺激した（B）。刺激強度をさらに上昇させる（40mA）と波形が変化し（C）、55mAでAと同様の記録が得られた（D）。記録から求めた前腕での運動神経伝導速度は、61.5m/secとなった。

図2　陽極刺激による正中神経SNAPおよびCMAP記録

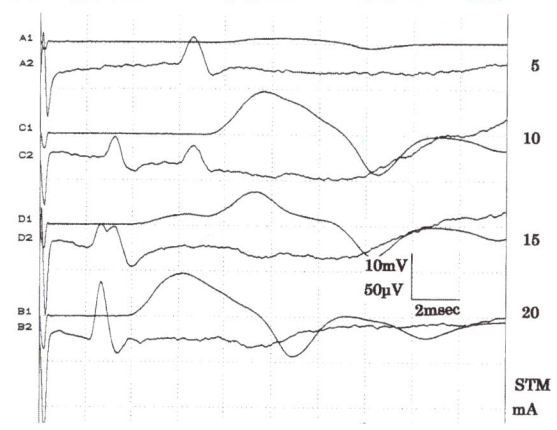

各刺激強度（右端）での記録のそれぞれ上段（A1～D1）は短母指外転筋からのCMAP記録、下段（A2～D2）は第2指からのSNAP記録を示す。刺激電極の陰極（肘）・陽極（手関節）間距離は24.4cmとした。刺激強度を上げるにしたがって、SNAPおよびCMAPともに肘刺激から手関節の表在刺激、そして神経幹刺激へと徐々に移行した。

23 上肢の感覚神経伝導検査での記録電極位置

　上肢における感覚神経伝導検査逆行法は、順行法に比べて被検者の苦痛が少なく、かつ大きなSNAPが得られる。通常、手関節で電気刺激し、正中神経では第2または第3指、尺骨神経では第5指から記録する。しかし、電極を指のどの部位に設置するかに関してはとくに規定されていない。PIP関節あるいはDIP関節に置くと、MP関節に置いた場合に比べてSNAP振幅はそれぞれ83%、61%に低下する。その原因として、距離の増大に伴う波形の時間的分散、遠位部での大径有髄線維密度の低下、神経の存在する深さなどの要因が考えられる。したがって、下記に示すように指の長さを勘案する意味も含めて、活性電極は指のなるべく近位に置いたほうがよかろう。

　感覚神経伝導検査では、記録電極の両極とも神経幹上に置くため、得られるSNAPは活性電極と基準電極から記録した電位の差として記録される。そのため、波形は活性電極と基準電極間距離の大小により影響を受ける。すなわち、両電極間距離は4cmが望ましいとされているものの、第5指の短い人では4cmの電極間距離を得にくいことがある。実際に検討してみると、電極間距離を2.5cm以上とすればほぼ一定の振幅をもつSNAPが得られるが、持続時間は電極間距離とともに長くなる（第7項）。単極誘導と双極誘導を比較すると、記録電極間距離を至適にした場合、双極誘導記録のほうが大きな振幅をもつ波形が得られ、かつ様々なアーチファクトが相殺される。したがって神経幹の長軸方向に2つの電極を並べる双極誘導が勧められる。

　また、記録電極としてリング電極を用いている施設が多いが、掌側に皿電極を置いても同様の記録が得られる。

参考文献
1) 吉井隆行、ほか：感覚神経伝導検査逆行法における記録電極位置による神経活動電位の変化．神経内科 1997; 47: 306-308.
2) 長谷川 修、ほか：感覚神経伝導検査法における記録電極間距離の影響．脳神経 1999; 51: 699-702.

図1 電極間距離とSNAP記録

A：逆行法

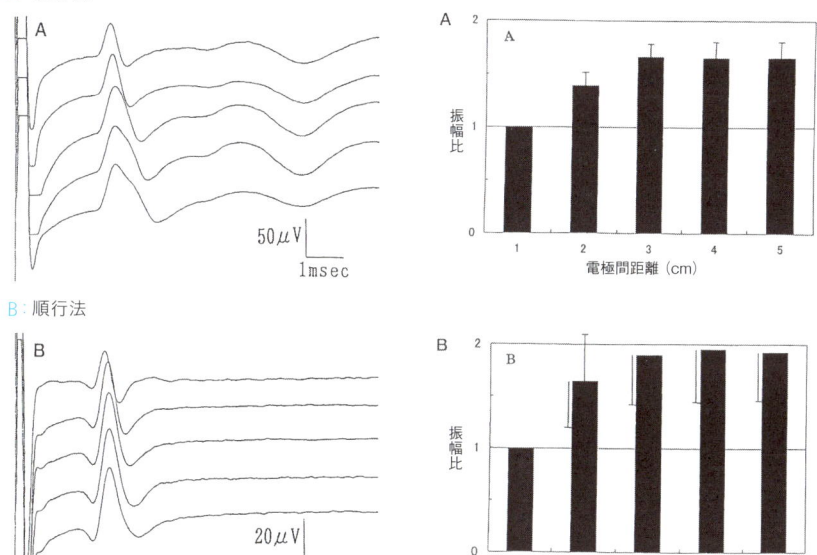

B：順行法

上から順に電極間距離1cm、2cm、3cm、4cm、5cmとした。正中神経手関節刺激で第2指から記録した。電極間距離1cmを基準として、2〜5cmでの振幅を、12名の健常者での平均±標準偏差で示した。

図2 記録電極の位置と逆行性SNAP

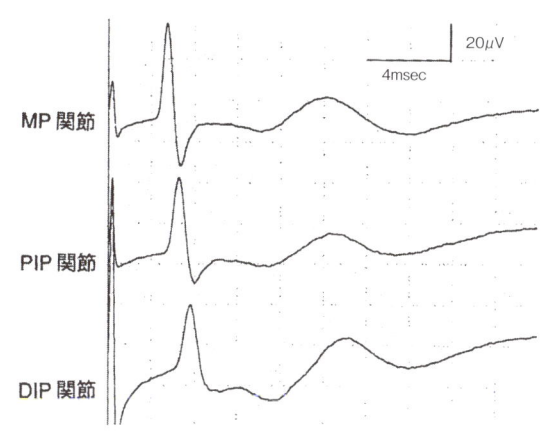

手関節で電気刺激し、記録は第2指MP、PIP、DIP関節に活性電極とその3cm遠位に基準電極を配置した。活性電極をMP関節に置いたときに最も大きなSNAPが得られる。

24 順行法と逆行法

　生理的には、運動神経は近位から遠位に情報を伝えて筋活動をもたらし、感覚神経は感覚器からの情報を近位に向けて伝える。一方、神経幹に電気刺激を与えたときの興奮伝導は両方向性である。感覚神経では、生理的伝導方向に従って遠位で電気刺激し、近位の神経幹上からSNAPを記録する順行法のほか、刺激点と記録点を逆にして近位で電気刺激し、遠位の神経幹上からSNAPを記録する逆行法が行われる。

　日常の感覚神経伝導検査では逆行法が好んで用いられる。逆行法のほうが大きなSNAPが得られるからである。手関節と指で比較した場合、指では神経幹が皮下浅層を走行するため、神経幹近くで記録できる（第23項）。さらに、電気刺激は手関節に比べて感覚受容器が多く存在する指でより痛く感じる。

　一方、手関節神経幹には運動神経を含むため、同部で神経幹を電気刺激すると手指の運動が誘発される。CMAPはSNAPより遅れて出現するため、運動アーチファクトが加わってもSNAPは記録できる。

　SNAPは陰極で記録される波形と陽極で記録される波形の引き算である。記録電極の両極間距離は3cm程度離すことが望まれる。順行法では、神経幹が深層を走る手関節での記録となり、初期陽性相どうしが相殺されきれない場合はSNAP波形に初期陽性相が残る。上肢の正中神経あるいは尺骨神経の感覚神経伝導検査では、指にリング電極を用いることがあるが、指の掌側面に皿電極を貼付してもほぼ同じSNAPが得られる。

　下肢でも、感覚神経伝導検査の多くは逆行法が用いられる。近位に向かうにつれて神経幹が深在となることが多いためである。

　運動神経では効果器が遠位部の筋であることから順行法を用いるが、F波やH波は刺激点から近位に向かった神経興奮が脊髄で反転して遠位に向かい、筋収縮をもたらす。

参考文献

桐ケ谷信夫、ほか：順行法と逆行法による感覚神経活動電位振幅の比較検討．臨床脳波 1998; 40: 249-252.

表 感覚神経伝導検査、順行法と逆行法の比較

	順行法	逆行法
被検者の苦痛	大	小
SNAPの大きさ	小	大
運動アーチファクト	なし	あり
SNAP波形の初期陽性相	ときにあり	なし

図 感覚神経伝導検査記録例

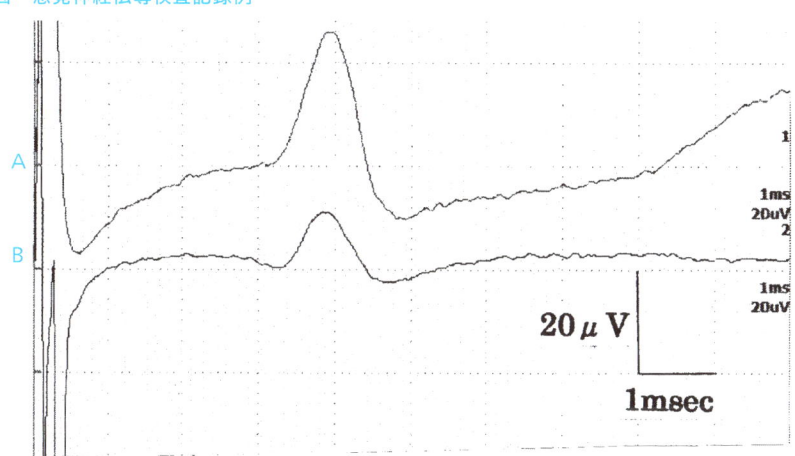

正中神経の第2指-手関節間で、逆行法（A）と順行法（B）記録を示す。

25 虫様筋/骨間筋法の応用

　上肢神経の簡便な検査法として、虫様筋/骨間筋法がある。手掌側で第2中手骨尺側に記録電極を置き、9cm近位の手関節部で正中神経および尺骨神経を電気刺激することにより、それぞれの支配筋である第2虫様筋と第2骨間筋からCMAPを得ることができる。両者の潜時を比較することにより、手根管部伝導障害の鋭敏な検出法となる。その利点は、①両筋は手掌上の同一記録電極から記録できる、②両筋を支配する軸索は同様の線維径をもつ、③それぞれの神経筋部の温度が同一である、④伝導距離が同一であることから運動遠位潜時を直接比較できる、⑤第2虫様筋は手根管症候群で短母指外転筋より障害を受けにくい、などが挙げられる。

　検査時には、両筋のCMAPと併せて指神経のSNAPも記録される。本法は手根管症候群以外に、多発神経障害や筋萎縮性側索硬化症などの評価にも役立つ。

　記録電極は第2中手骨と第3中手骨の間に置き、刺激はその9cm遠位の正中神経または尺骨神経で行うが、さらにそれぞれ肘部を追加すれば前腕での伝導速度も評価できる。正中神経を電気刺激することにより虫様筋からのCMAPと第2指からのSNAPが、尺骨神経を電気刺激することにより骨間筋からのCMAPが記録され、一度に3神経の評価ができる。両筋での遠位潜時差が0.5msecを超えるときは手根管部での伝導障害の存在を考える。

　正中神経SNAPは、伝導距離が短く、より広汎に電位を拾うことから指で記録する場合より振幅が1.5倍程度大きい。

参考文献
1) 長谷川 修、ほか:上肢の神経伝導検査:虫様筋・骨間筋法の応用. 神経内科 1999; 50: 460-463.
2) 長谷川 修、ほか:糖尿病患者でみた虫様筋/骨間筋法と通常の短母指外転筋/小指外転筋法による運動遠位潜時の比較. 臨床脳波 2010; 52: 643-646.

図　虫様筋/骨間筋法の電極配置と記録例

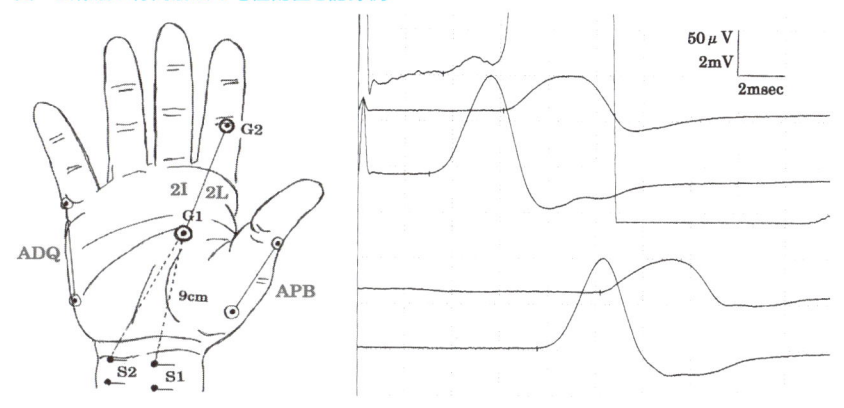

記録電極（G1）の下には虫様筋と骨間筋がある。上から順に、手関節刺激による正中神経SNAP、虫様筋CMAP、骨間筋CMAP、肘刺激による虫様筋CMAP、骨間筋CMAPである。

表　健常者における各波形の潜時と振幅基準値

	潜時 （msec）	正常限界値 （msec）	振幅	正常限界値
虫様筋（L）	3.19±0.16	3.51	5.86±2.11mV	1.64mV
SNAP	1.76±0.18	2.12	75.4±14.4μV	46.6μV
骨間筋（I）	3.03±0.24	3.51	7.98±2.66mV	2.66mV
L-I	0.16±0.16	−0.16〜0.48	−	−

平均±標準偏差

26 インチング刺激

　運動神経伝導検査で得られるCMAPは、刺激部位を変えても常にほぼ一定である。これは、個々の運動単位電位の持続が長いため、短い伝導距離では波形の時間的分散を生じにくいことに由来する。CMAPの変化を連続的に追うことができるインチング刺激は、限局性の伝導障害を評価するのに適した検査法である。

　本法により、短時間の検査で神経の伝導状況、すなわち伝導異常がびまん性なのか局所性なのかを一目で把握できる。とくに、慢性炎症性脱髄性多発ニューロパチー（CIDP）活動期にみられる不均一な伝導障害や肘部尺骨神経ニューロパチーでみられる限局性伝導障害の検出には威力を発揮する（第55、60項）。

　本法はさらに、最初に刺激点を決めるためその後の操作を機械的に行える、距離測定の誤差が分散される、といった利点をもつ。検討距離が短いほど局所病変の検出には便利であるが、逆に距離や潜時の測定誤差の影響が大きくなる。5cm間隔のインチングはスクリーニング検査として適切であり、病変部位を厳密に特定するためには、必要区間でさらに2cm間隔の細かいインチング検査を行えばよい。

　前腕上部の尺骨神経は神経の走行が比較的深いが、多くの例で最大上刺激を行える。皮膚上からの刺激閾値が高い場合にも、不必要な強刺激を用いない限り、神経興奮はほぼ刺激点の直下から生じ、測定潜時に大きな誤差をもたらす要因とはならない。

　手根管症候群の検出法として、短母指外転筋上あるいは第2指に記録電極を置き、手根管の遠位と近位で刺激するインチング刺激検査がある。第2指記録ではとくに、手掌刺激時に刺激電極と記録電極との距離が短くなるため、刺激アーチファクトが混入しやすい。肘部から神経活動電位を記録する方法は、アーチファクトの混入がなく、手技が容易である。

　本法の利点は、障害を軸索変性と回復可能な伝導ブロックに分けて検討できるところにある。検査の途中で肢位を変えないことが注意点である。

参考文献

1) 長谷川 修, ほか: 5cm間隔inching法による尺骨神経伝導障害の評価. 神経内科 1998; 48: 447-450.
2) 長谷川 修, ほか: 正中神経手根管部を挟むinching刺激と肘部からの神経活動電位記録による手根管症候群の評価. 神経内科 2000; 52: 341-343.

図1　尺骨神経インチング刺激検査

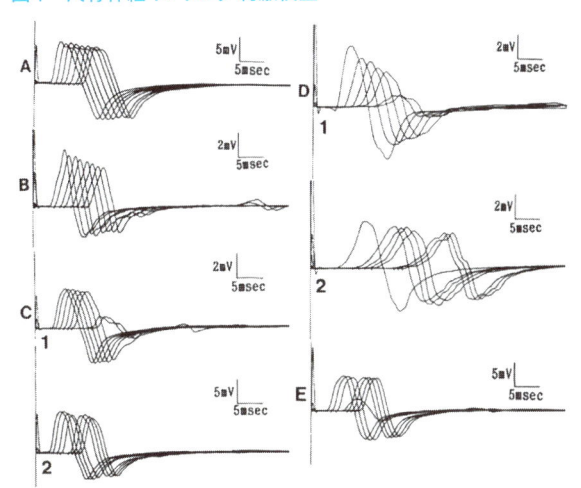

手関節から5cmごとに刺激点をとった。Aは健常者。Bは健常者であるが伝導距離が長くなるにしたがって軽度の振幅低下がみられる。C1は肘部で高度の伝導遅延と伝導ブロック、C2は前腕の1ヶ所で伝導遅延がみられる。D1とD2は不均一な伝導ブロックまたは伝導遅延がみられる（CIDP）。Eは健常者（4番目の刺激が不足）。

図2　手根管を挟むインチング刺激検査

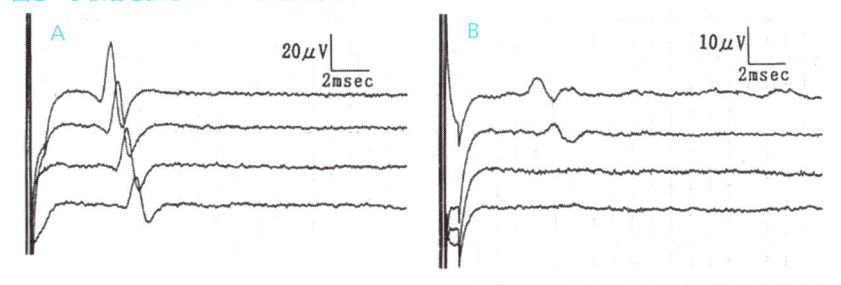

上から順に、手関節掌側ヒダの2cm近位、ヒダ上、2cm遠位、4cm遠位で最大上刺激し、肘部正中神経幹上から記録した複合神経活動電位を示す。Aは健常者、Bは手根管症候群患者の記録で、手根管近位刺激の振幅が高度に低下するとともに、手根管遠位刺激では神経活動電位を導出できない。

27 神経伝導検査の測定値信頼性

　神経伝導検査にはある程度の誤差がつきものであり、検査条件を一定にしたとしても誤差を完全に排除することはできない。さらに、検者の技術的習熟度の差や検査機器の相違も結果に影響を与える。その他、紛らわしい電位の存在など、誤測定に結びつく要因は多数考えられる。

　①経験10年以上の医師、②経験1カ月および2年の検査技師2名のどちらか、がそれぞれ122名の正中運動神経伝導検査と正中・尺骨感覚神経伝導検査を相前後して行い、結果を比較した。①と②の相関は、運動遠位潜時とF波潜時で良好であった。同一被検者に関する2検者の測定値のバラつきは、とくに振幅項目で目立った。

振幅項目での測定値の差

とくに振幅項目は、検者間での測定値の差が大きい。刺激および記録電極位置の違い、不十分な刺激強度や強刺激に伴う他神経への刺激の波及、アーチファクトの混入が、不適切な結果を招く要因となる。もとより潜時は、1点刺激により得られた活動電位から測定する。伝導速度は1～2点で刺激して活動電位を得て、その間の距離を測定する。それに対して、振幅値は記録電極の置き方や刺激強度の影響を大きく受ける。

　運動遠位潜時は、刺激点の取り方によって系統的な差が出る。教科書によっても、手関節掌側の横ひだから3cm近位、記録電極から8cm近位など、刺激点に関する記載は様々で、一定していない。手関節から2cm近位に刺激点をとると、最大上刺激が容易になる。とくに手根管症候群が存在する場合には、尺骨神経への刺激の波及に注意する必要がある。

　F波潜時を測定する際には、被検者の十分な安静が必要である。またニューロパチー例では、一定強度の刺激で恒常的に出現するA波や遅延したM波の一部との鑑別も大切である。必要な場合には、刺激点の移動あるいは対刺激により鑑別を行う（第71、72、76項）。同一検者による繰り返し測定時にF波潜時は極めて再現性が高いが、検者が異なると再現性はやや低くなる。

参考文献
長谷川 修、ほか：神経伝導検査の測定値信頼性．脳神経 1999; 51: 1029-1032.

表　検者2人による測定値の関係

		検者①	検者②	相関係数	偏差のSD	①=②t値
正中運動神経	遠位潜時（msec）	4.4（1.2）	4.1（1.3）	0.91	0.67	4.35
	M波振幅（mV）	13.0（5.4）	9.5（5.0）	0.72	3.76	8.74
	F波潜時（msec）	28.1（3.0）	28.1（3.6）	0.87	1.62	1.56※
	MCV（m/sec）	51.8（5.4）	52.8（6.2）	0.75	4.17	−2.7
正中感覚神経	SNAP振幅（μV）	29.7（20.0）	23.2（13.7）	0.77	12.3	5.01
	SCV（m/sec）	46.7（9.8）	47.3（8.6）	0.82	5	0.89※
尺骨感覚神経	SNAP振幅（μV）	28.4（16.4）	26.0（14.7）	0.71	11.9	1.97
	SCV（m/sec）	49.8（5.6）	49.2（6.1）	0.63	4.6	1.18※

※：①②に有意差なし．
速度や潜時項目の相関は比較的良いが，とくにSNAP振幅の相関が低い．

図　検者2人による測定値の比較（縦軸：検者①、横軸：検者②）

正中神経運動遠位潜時　　M波振幅

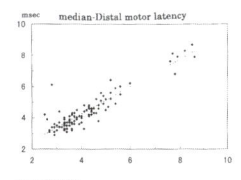

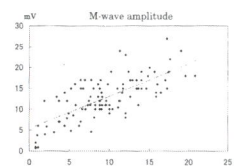

F波潜時 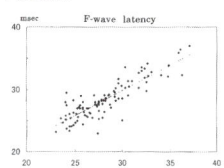　　正中神経MCV

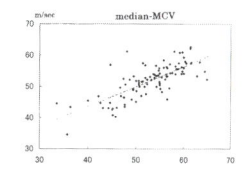

正中神経SNAP振幅 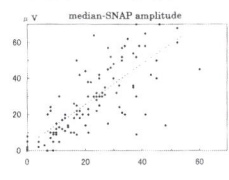　　正中神経SCV

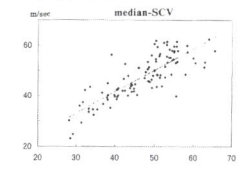

尺骨神経SNAP振幅 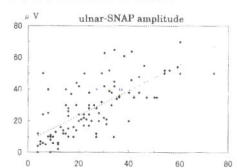　　尺骨神経SCV

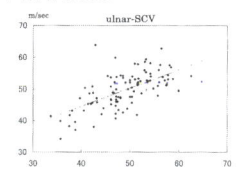

28 各項目値の分布

　神経伝導検査では、神経伝導速度のほか活動電位振幅、遠位潜時やF波潜時などが測定される。患者集団でこれらの測定値は正規分布をとるとは限らない。糖尿病患者1,274名で行った上下肢運動および感覚神経の伝導検査結果を項目ごとに、測定値を小さい順に並べ累積度数を積み上げたパレート図を作成した。糖尿病患者でも、伝導速度項目である運動神経伝導速度（MCV）と感覚神経伝導速度（SCV）はともに正規分布に近い形をとるが、上端が正常値を超え難いことから、分布は異常値側である下の裾野が若干長くなる。

　振幅値は正常平均値を超えて大きな値をとりうることから、上限の裾野が広くなる。0に近い値をとる頻度が低い上肢筋のCMAP振幅は正規分布に近い形をとる。一方、SNAP振幅や腓骨神経CMAP振幅はしばしば0に近い値をとることから、正規分布ではなく所得の分布のように無限方向に広がるパレート型となる。パレート型の場合は、正規分布に変換したうえで様々な統計分析に用いることになる。

　パレート型は0から始まる分布の場合にみられるが、上端あるいは下端が正常値となりその値を超え難い場合にもパレート型類似の形となる。潜時は非常に大きな異常値をとりうる項目であるため、上限の裾野が広くなる。遠位潜時やF波潜時も下端が正常値付近で止まり、上限の裾野が広いことから、パレート型に類似する。

| 患者の年齢分布 |　患者の年齢分布をみると、加齢とともに患者数が増加し60〜70歳でピークに達する。高齢になると人口が減少し通院患者数はさらに減少する。体重も正規分布様であるが、異常高値の裾野が幅広く長いことから肥満者の多さが知れる。CMAP振幅値などで5の倍数の頻度が高いのは、人為測定のためである。本統計は健常者ではなく糖尿病患者を対象としている。健常者では正規分布に近い項目でも、患者では平均値より異常値側に重心が偏った分布をとる。

参考文献
長谷川 修、ほか：糖尿病患者群でみた各神経伝導検査項目値の分布. 神経内科 2011; 74: 214-215.

図　各項目測定値分布のパレート図

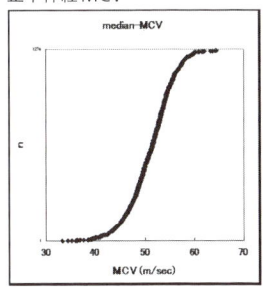

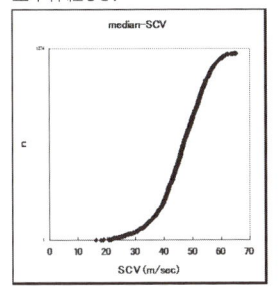

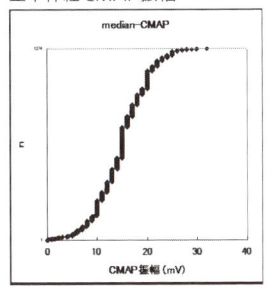

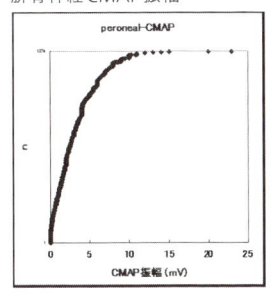

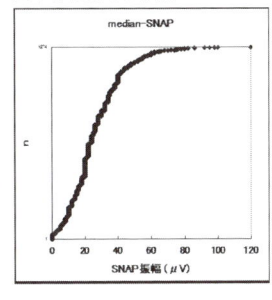

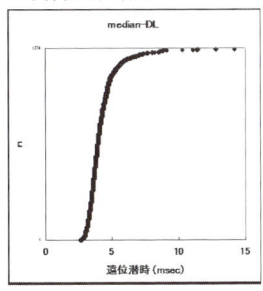

正中神経MCV　　　　正中神経SCV　　　　正中神経CMAP振幅

腓骨神経CMAP振幅　　正中神経SNAP振幅　　正中神経遠位潜時

正中神経F波潜時　　　年齢　　　　　　　　体重

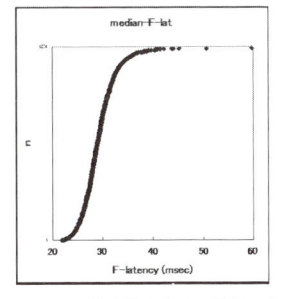

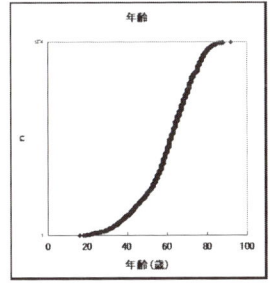

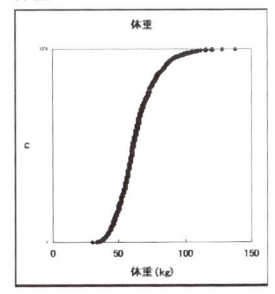

縦軸は累積度数を表す。横軸の各測定値を低い順に並べ、積み上げた図である。縦軸の真ん中が中央値になる。きれいな正規分布をとる項目はMCV、SCVなどの一部のみで、peroneal CMAPなど多くの項目はパレート型となる。上段左から順に、正中神経MCV、正中神経SCV、正中神経CMAP振幅、腓骨神経CMAP振幅、正中神経SNAP振幅、正中神経遠位潜時、正中神経F波潜時、年齢、体重の分布を示す。上段は正規分布に近似、中段はパレート分布に近似、下段はそれぞれ特殊である。

> **Keyword　パレート図**
>
> 値の小さい順に並べ、その累積百分率を折れ線グラフで示した図のこと。

29 測定値の加齢変化

　成人後、ヒトの末梢神経伝導速度（NCV）が加齢とともに徐々に低下することは周知の事実である。しかし同時に、加齢とともに糖尿病その他の末梢神経障害を惹起する基礎疾患をもつ人が増加し、末梢神経障害患者数も増加する。したがって、一般人を対象に行った検討の場合、必ずしも全員が真の健常者とはいえず、老年者ほど多くの「水面下の末梢神経障害者」を多く含む危険性をもつ。健常者の条件を明確にして、可能な限り末梢神経障害患者を除いた健常者62名でNCVの加齢変化をみると、NCVは80歳代で20歳代に比べて4.8%の低下にとどまった。伝導速度指標（PNI）はいずれも94〜110%の範囲内にあり、10歳につきPNI（運動神経伝導速度指標）が0.8%低下する回帰直線が得られた。

　末梢神経幹を最大上電気刺激し、肘部正中神経幹内に刺入した微小電極（第79項参照）から導出される複合神経活動電位振幅（Amp）の加齢変化を健常者で検討したところ、50歳以上で低下が加速された。50歳未満の全例で被検者のAmpは$300\mu V$以上を呈したが、Ampの加齢変化は僅かであった。これに対して50歳以上ではAmp低下がより急峻となり、80歳では20歳の39%にまで低下した。この値はSNAP振幅や胸髄前根線維数で報告されている30%台の数字とほぼ同じであった。

　指で電気刺激し、手関節で記録した正中神経の順行性SNAP振幅は、40〜61歳では若年成人の1/2、70〜88歳では1/3に低下するという。この低下は大径有髄線維数の減少と波形の時間的分散に由来する。剖検でも、60歳以上では坐骨神経線維数が若年成人の約50%に減少し、その減少はとくに$5\mu m$以上の大径線維に目立つこと、胸髄前根線維数は30歳代より減少し始め、80歳代終わりには若年老の32%にまで減少することが報告されている。

参考文献
1) 長谷川 修、ほか: 末梢神経伝導速度の加齢変化. 臨床脳波 1993; 35: 522-525.
2) 長谷川 修、ほか: 正中神経活動電位の加齢変化——微小神経電図法を用いた検討. 臨床神経 1993; 33: 1055-1058.

図1　年齢と運動神経伝導速度指数（PNI）

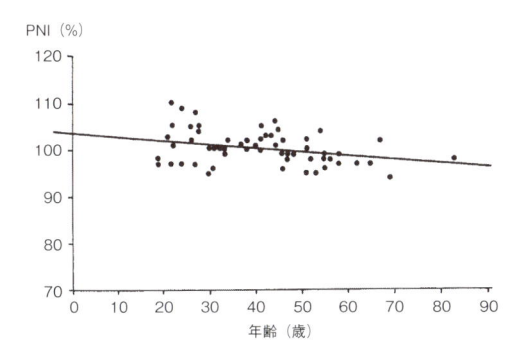

図2　マイクロニューログラフィにより記録した正中複合神経活動電位振幅の加齢変化

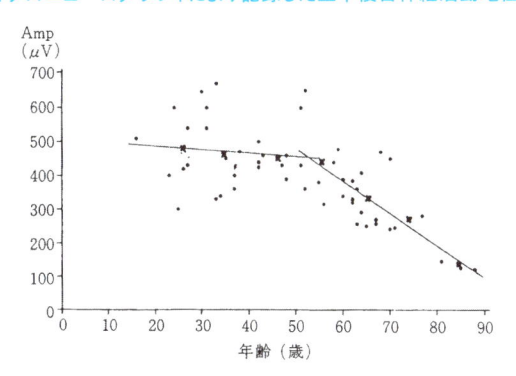

図3　1992年に当施設で神経伝導検査を行った患者の年齢ヒストグラムおよび日本人の年齢別人口構成

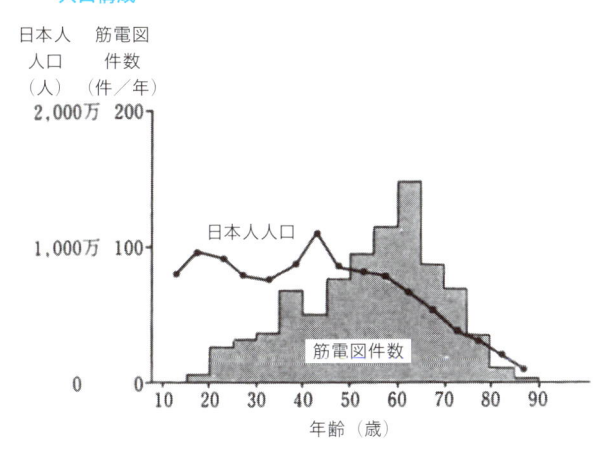

検査件数は60歳台でピークを迎えた。

30 CMAPの成り立ち

　CMAP記録には、筋腹中央上に陰極、遠位腱上に陽極を置くbelly-tendon法が用いられる。陰極は主に目的筋の筋活動を記録するが、陽極（基準電極）の電位は0ではない。当該神経を電気刺激して収縮した全筋の活動を遠方から容積伝導波形として捉えている。尺骨神経CMAPが二峰性になるのは陽極波形の影響により、また脛骨神経では陰極波形より陽極波形のほうが大きくなる。

　CMAP波形は（陰極波形）-（陽極波形）で表される。正中神経は短母指外転筋から、尺骨神経は小指外転筋から、脛骨神経は母趾外転筋から、腓骨神経は短趾伸筋から筋活動を記録する。陽極波形は、支配筋が少ない正中神経と腓骨神経では小さく、支配筋の多い尺骨神経や脛骨神経では大きくなる。

　目的筋領域の平均は、母趾外転筋の18.4 cm²、小指球筋の7.7 cm²に対して、短母指外転筋は3.5 cm²、短趾伸筋は1.7 cm²と小さい。支配筋領域が大きい母趾外転筋では記録電極位置が少々ずれてもCMAP変化が少ないのに対して、支配筋領域の狭い短趾伸筋ではCMAPが大きく変化する。

　CMAP波形は陰性（上向き）から始まる二相性波形となるが、ときに初期陽性相を伴うことがある。電極の真下以外から活動電位が発している場合である。記録電極位置が至適位置からずれている場合は論外として、目的筋の萎縮が強く他筋収縮による初期陽性相を避け得ないことがある。その場合の潜時をどこで測るかが問題であるが、同じ神経に支配される近隣筋の活動開始という点では陽性波形の開始時を測定すると良い。ただし、gainを上げると遠方の筋活動を記録している場合があるので、個々で慎重に判断する必要がある（第41項）。

参考文献
1) 長谷川 修, ほか: 正中神経伝導検査で短母指外転筋から得られる複合筋活動電位の陰極および陽極成分. 神経内科 2011; 75(6): 611-613.
2) 長谷川 修, ほか: 運動神経伝導検査記録に対する遠方筋活動の影響. 神経内科 2010; 73: 324-325.

図1 運動神経伝導検査の (それぞれ上から順に) CMAP記録と活性電極波形、基準電極波形

正中神経

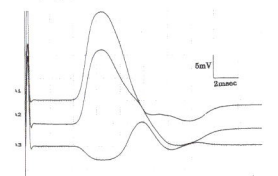

尺骨神経

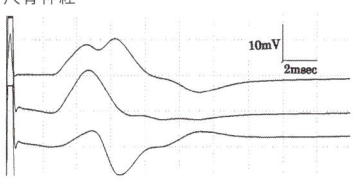

腓骨神経

脛骨神経

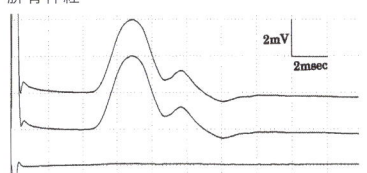

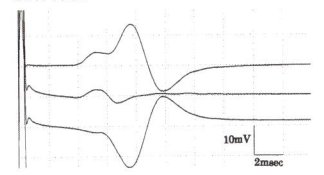

図2 遠方筋からの容積伝導波形

症例1

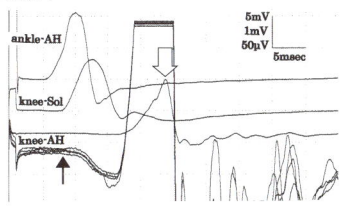

症例2

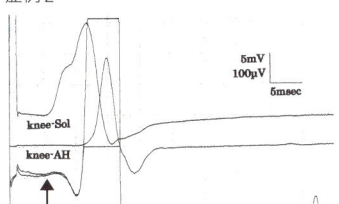

高度神経障害のため、ひらめ筋 (Sol) のCMAPが5mV/divであるのに対し、遠位部のAHのCMAPは1mV/divとなっている。足関節刺激 (ankle) でAHから5msecの潜時で振幅2.1mVのCMAPが得られる。膝窩刺激 (knee) で、AHから17msecの潜時で振幅1.7mVのCMAPが得られる (⇩)。感度を50μV/divに上げて観察すると、Solの潜時と同じ8msecから小さな波形が開始される (↑)。

ほぼ正常記録。膝窩刺激 (knee) でAHから10msecの潜時で振幅14.5mVのCMAPが得られるが、感度を100μVに上げるとSolと同じ5msecから小さな波形が開始されている (↑)。

> **Keyword 容積伝導波形**
>
> 容積伝導体とは電気を通しやすい素材を指す。筋活動電位が記録用電極から離れた場所で始まり、皮下組織などの容積伝導体を通じて記録部位に近づいてくるときは、陽性電位が先立つ。

31 SNAPの成り立ち

　感覚神経伝導検査には順行法と逆行法とが用いられる。被検者の苦痛が少なく、大きなSNAPが得られることから、遠位で記録する逆行法のほうが多く用いられる。振幅の違いは、記録点における神経幹の存在する深さの違いによる。一般に、近位に向かうにしたがって神経幹が深部に存在することが多くなる。逆行法の欠点は、運動神経も同時に刺激されるため、運動アーチファクトが混入することにある。しかし幸いなことに、運動アーチファクトは目的神経活動より遅れて出現するため、波形がSNAPと重ならない。

　記録用の活性電極と基準電極はともに神経幹上に置く。両電極から神経活動電位が記録され、SNAPは両者の差で表されることから、電極間距離を3cm程度離すと良い。距離が近すぎると、類似した電位の引き算になるので、振幅の小さい記録となる。2.5～5cmでは得られるSNAP振幅は同一である。しかし、電極間距離が大きくなると、持続時間の長い鈍い波形となる。

　SNAPは逆行法ではおおむね陰性から始まる波形となるが、順行法ではしばしば初期陽性相を伴う。これは、逆行法では陰陽両極の記録によりそれぞれの初期陽性相が相殺されるが、順行法では神経幹が深部に存在することから、初期陽性相を相殺しきれないことによる。図1に示すように、単極誘導を行ってみるとその原理をよく理解できる。

　上肢の正中神経や尺骨神経伝導検査を逆行法で行う場合、手関節刺激に加えて肘部刺激を行う施設が多いが、肘部刺激ではSNAPが小さくなるとともに運動アーチファクトが大きくなる。面倒な割りに得られる情報が少ないことから、一般には前腕での局所病変を疑う場合を除いて手関節‐指間でのSNAPを記録するのみで十分であろう。

参考文献
長谷川 修、ほか：感覚神経活動電位の構成．神経内科 47: 133-134、1997.

図 SNAP記録（上段：逆行法、下段：順行法）

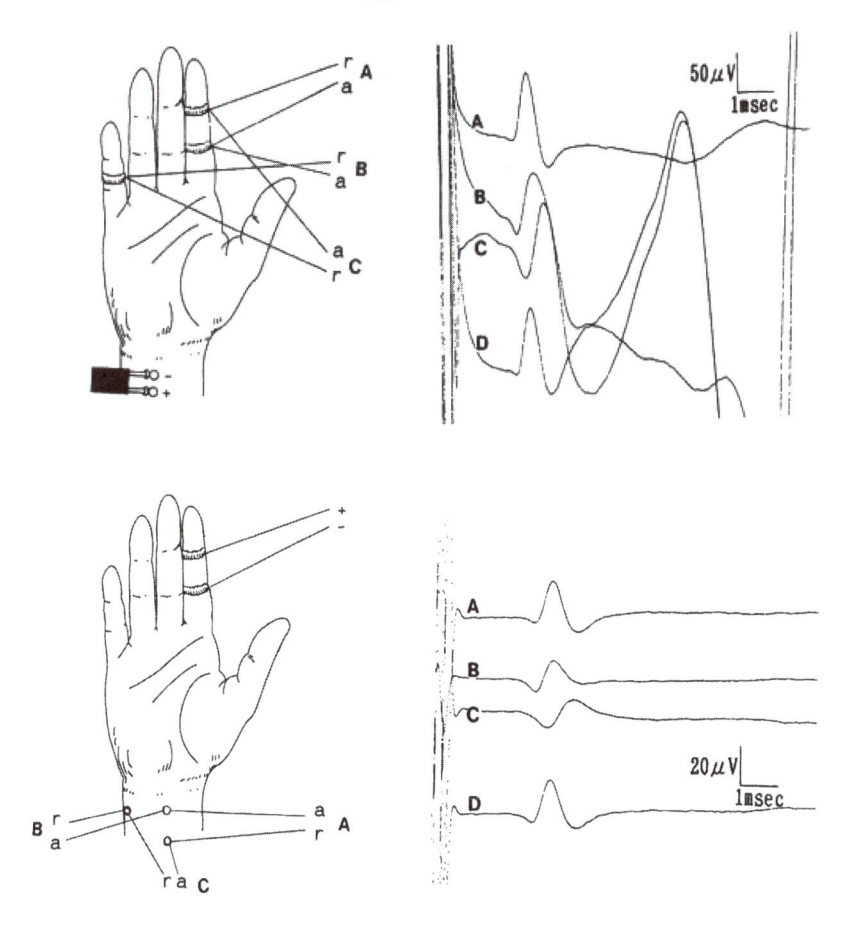

SNAP記録（A）は、陰極（B）および陽極（C）からの単極誘導とその引き算で求める。Dは（B-C）の数学的引き算。Aと同じSNAPとなる。

32 速度と振幅の関係

　CMAPは当該筋の筋線維密度を、SNAPは当該神経の大径有髄線維密度を反映する。軸索変性が進行すれば、速い線維の消失が起こることから最大伝導速度も低下する。筋原性変化では、CMAP振幅が低下しても伝導速度は変化しない。加齢に伴う変化は、速度でごく軽度、活動電位振幅で中等度みられる（第29項）。

　軸索変性ではCMAP振幅が低下するが、大径有髄線維の減少により軽度の伝導速度低下もみられる。脱髄では伝導そのものが障害され、最大伝導速度が中等度以上低下することが多い。伝導ブロックと波形の時間的分散は、ともにCMAP振幅低下をもたらす。CMAP振幅が極めて小さい（1mV以下）場合には、脱髄ばかりでなく残存少数線維が瀕死の状態であるために伝導速度が高度に落ちている可能性もある。

　運動神経細胞体病変や軸索変性では一般に、神経伝導速度の低下は軽度である。筋萎縮性側索硬化症患者でも運動神経伝導速度は尺骨神経前腕部で55m/sec、腓骨神経下腿部で44m/secと、健常者の平均10％低下にとどまる。

　しかし、変性が進み消失間際になると伝導速度低下は高度になり、最後に残った1～2本の運動神経線維の伝導速度は、しばしば正常下限の半分程度になる。このため、CMAP振幅が1mV以下の場合は、必ずしも脱髄の伝導速度基準が当てはまらない。この時期には神経筋伝達も不安定になることから、神経幹刺激に対する筋活動に潜時のゆらぎや不応が増加する。

参考文献

1) 長谷川 修、ほか：筋萎縮性側索硬化症の高度萎縮筋では支配運動神経伝導速度が極めて遅い．臨床脳波 2004; 46: 188-189.
2) 長谷川 修、ほか：消失間際の変性運動神経は伝導速度が遅い．神経内科 2009; 71: 330-332.

図1 糖尿病患者の神経伝導検査でみる速度とSNAP振幅の関係

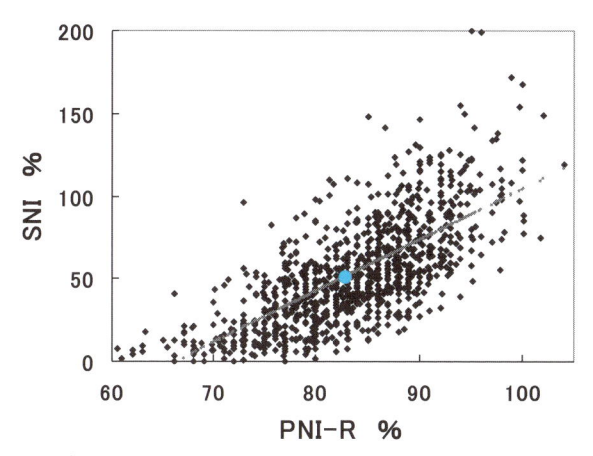

縦軸（SNI）はSNAP振幅指標、横軸（PNI-R）は伝導速度指標で、いずれも健常者に対する％を示す。
●丸は重心。

図2 高度に萎縮した短趾伸筋から記録した腓骨神経伝導検査

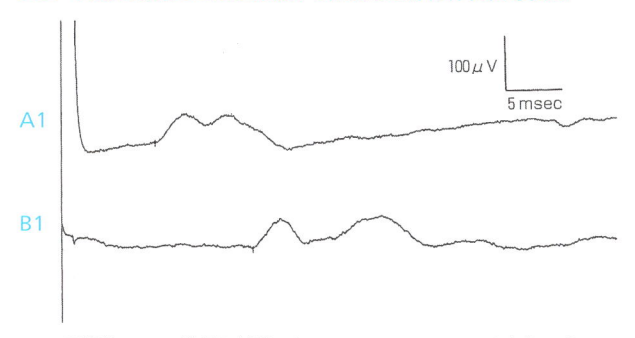

A1は足関節、B1は腓骨頭刺激による。CMAPは2つの運動単位電位からなる。伝導速度はそれぞれ、29m/sec、22m/secと計算される。

> Keyword　筋萎縮性側索硬化症（Amyotrophic lateral sclerosis; ALS）
>
> 脊髄前角細胞と錐体路の変性のため、進行性の筋萎縮と筋力低下をきたす神経変性疾患。運動ニューロン病の一型で、進行が極めて速く、発症後3年程度で呼吸筋麻痺により半数が死亡する。人工呼吸器の装着による延命は可能であるが、治癒のための有効な治療法は確立されていない。

33 CMAP記録の落とし穴

　運動神経伝導検査では、記録電極を目的筋の筋腹上とその遠位腱上に正しく置き、神経幹直上で刺激する。刺激位置がずれると強刺激が必要となり、刺激強度が足りないと振幅が低く潜時が若干延長したCMAP記録となる。

|筋萎縮が強い場合|　　高度の手根管症候群例では、正中神経支配筋の萎縮が進み、障害部での正中神経刺激閾値が上昇している。強刺激を行うと刺激が尺骨神経に波及し、尺骨神経支配筋収縮による初期陽性相を伴う筋活動が記録される。この場合、正中神経遠位潜時が正常であると誤解される可能性をもつ。

　誤診を避けるためには、①記録電極をきちんと目的筋の運動点上に置く、②刺激強度を徐々に上げる、③陽性から始まる波形をできるだけ排除する、④尺骨神経を刺激してみる、⑤小指外転筋（ADQ）からも記録する、などの対応が役立つ。

|被検筋の筋長や肢位による変化|　　CMAP波形は、被検筋の収縮状態すなわち筋長によって変化する。このため、神経伝導検査の途中で肢位が変化すると、CMAP波形も変化する。反復刺激試験やインチング刺激検査では、被検肢位が変化した場合に偽の漸減現象（waning）や伝導ブロック類似所見が記録される。

参考文献
1) 長谷川 修：絞扼性ニューロパチーの神経伝導検査——役立つ検査法と落とし穴. 末梢神経 2006; 17: 7-14.
2) 長谷川 修、ほか：初心者が見逃しやすい手根管症候群所見. 臨床脳波 1998; 40: 482-483.

図1 正中神経幹強刺激によるCMAP変化

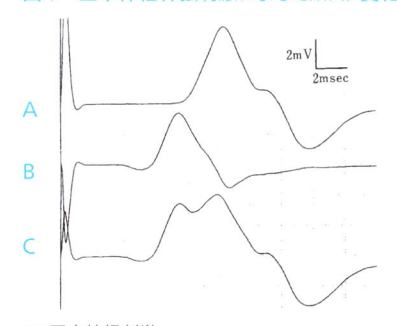

A：正中神経刺激
B：尺骨神経刺激
C：正中神経強刺激
短母指外転筋記録。強刺激を行うと、刺激が尺骨神経に波及し、尺骨神経支配筋の筋活動が加わる。

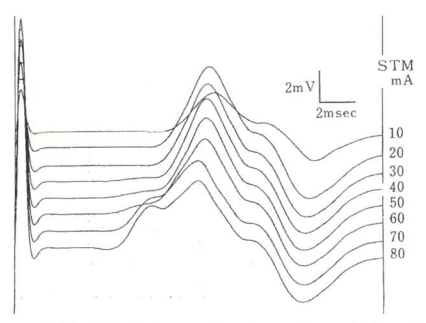

正中神経刺激強度を上げるに従って徐々に刺激の波及を生じている。

図2 肢位変化に伴うCMAP波形の違い

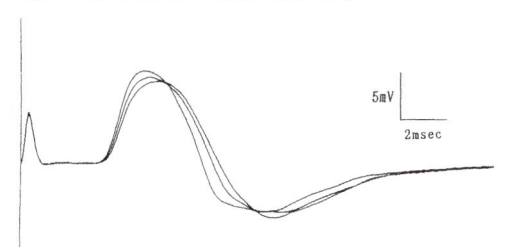

正中神経手関節で刺激、記録電極を短母指外転筋上に置き、母指内転位、中間位、外転位で記録した。母指外転位でもっとも筋が短縮し、CMAP振幅が最大となった。

図3 尺骨神経でのインチング刺激検査

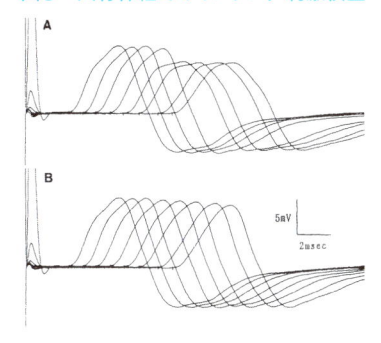

A：検査途中で肢位が変わったために生じた偽伝導ブロック所見。
B：肢位を固定して再検査したところ、偽伝導ブロック所見は消失した。

肘90°屈曲、前腕回外位で手関節から5cmごとに刺激点をとった。

34 SNAP記録の落とし穴

　感覚神経伝導検査の場合、神経幹上に配置する記録電極の陰陽両極からそれぞれ神経活動電位が記録される。神経伝導検査では両極間電位差を記録するため、電極間距離が狭いとSNAP振幅値が小さくなる。電極間距離は3cm程度が望まれる（第23、31項）。

　また、皮膚表面から活動電位を記録するため、記録電極位置が神経幹から遠い場合もSNAPが小さくなる。指の華奢な女性で大きなSNAPが記録され、指の太い男性ではSNAPが小さくなることから、正常値にも男女差がみられる。

　神経幹内から記録される複合神経活動電位（第29、79項）の振幅は300～700μVの範囲に広がり、腓腹神経生検による有髄線維密度も7,300～10,000/㎟と、もともと大径有髄線維密度自体の個人差が大きい。

| 検査のポイント |　検査にあたって気をつけるべきポイントは以下の5点である。
①アースを正しくとり電極周辺の抵抗減少をはかる。
②刺激電極と記録電極を正しい位置に置く。
③十分に被検者の力を抜く。
④検査中に被検者の姿勢を変えない。
⑤最大上刺激を行う。

参考文献
1) 長谷川 修、ほか：尺骨神経での感覚神経伝導検査（逆行法）特有の問題点. 神経内科 2001; 54: 479-480.
2) 長谷川 修、ほか：感覚神経伝導検査で電位発生源から遠方で記録すると、潜時が短く記録される. 神経内科 2002; 57: 453-454.

図1　アース不良状態での感覚神経伝導検査

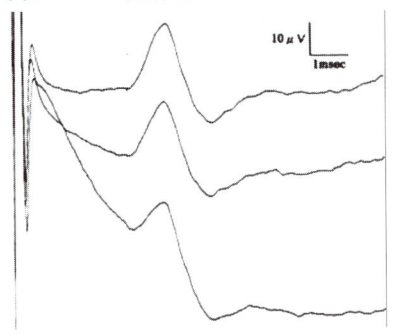

上から順に、刺激電極と記録電極の電極線どうしが近くなり、下段は両電極線を接触させた状態での記録。

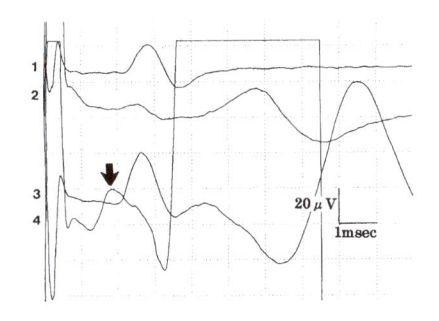

図2　尺骨神経の掌枝と手背枝

1と3は第5指基節に巻いたリング電極から、2と4は手背第4・5中手骨間からの記録を示す。手関節尺骨神経幹上で1、2は弱刺激、3、4は強刺激を行った。強刺激では、手背枝のSNAP（矢印）が出現し、第5指からのSNAP振幅が増大した。

図3　神経幹内および皮膚上からの神経活動電位記録

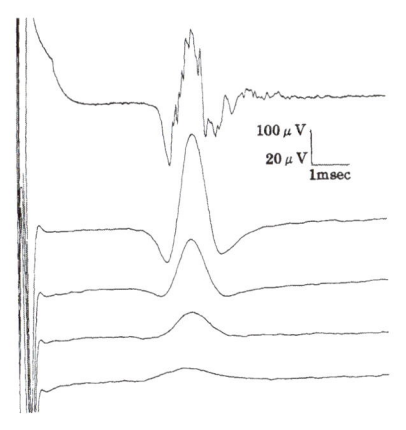

手関節で正中神経幹を電気刺激し、上から順に正中神経幹内、神経幹直上、15mm外側、30mm外側、45mm外側での記録。神経幹からの距離が大きくなるに従って、陰性波の開始潜時が短縮している。縦軸1目盛は神経幹内が100μV、他は20μV。

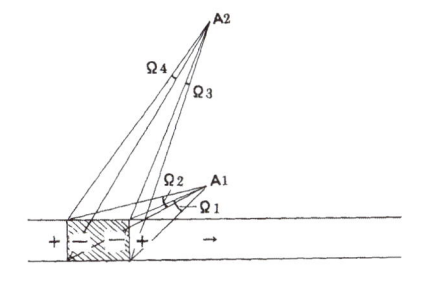

図4　電位記録の模式図

神経幹上の興奮部（斜線部）が記録電極（A1またはA2）に近づいてくるときの様子。神経幹近傍のA1記録では、立体角Ω1>Ω2であるため、まだ陽性電位である。これに対して遠方のA2記録では、Ω3<Ω4となるため早期に陰性優位となる。

35 感覚神経伝導検査の伝導距離と振幅の関係

　神経幹内における大径有髄線維密度の評価をSNAP振幅によって行う際に、神経幹と記録電極との距離および伝導距離の長短が修飾要因となる。神経幹と記録電極間の距離は個々人で異なるが、伝導距離の長短に伴う神経活動電位振幅の低下は、一定の法則に従うものと考えられる。

　神経の伝導距離が長くなるとSNAP波形に時間的分散を生じるため、振幅が低下する。単一神経活動電位の持続時間は2msec程度と短く、線維ごとの伝導速度幅の大きい点が、波形の時間的分散を生じやすくしている。正中神経逆行法では、手関節刺激時に比べて肘刺激時には振幅が約半分になる。

　感覚神経伝導検査では、逆行法のほうが順行法より大きな神経活動電位を記録できる。手関節－指間の記録（距離140mm）で比較すると、順行法の15μVに対して逆行法では60μVが標準となる。さらに伝導距離の変動に伴う振幅変化は順行法のほうが著しく大きく、波形の持続時間は順行法のほうが逆行法より短い（第24項）。

　順行法では刺激点を近位に移動するにつれて刺激・記録される神経の本数が増加する。これは、中枢から末梢に向って末梢神経幹が枝分かれすることによる。これに対して逆行法では、どこで刺激しても常に記録点に到達した神経活動電位のみが記録される。このため、逆行法では記録される神経の本数は常に一定となり、真の波形の時間的分散を知ることができる。順行法では、この時間的分散に加えて、刺激される神経本数の変化が得られる神経活動電位振幅に大きな影響を与える。

参考文献
1) 栗田竜子、ほか：伝導距離の感覚神経活動電位振幅に及ぼす影響について．臨床脳波 1997; 39: 250-252.
2) 長谷川 修、ほか：感覚神経伝導検査の伝導距離と振幅の変化．神経内科 2010; 72: 225-226.

図1 伝導距離とSNAP記録

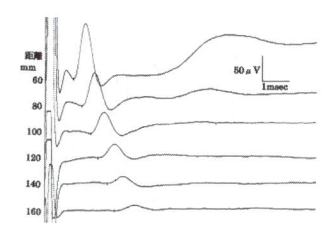

順行法による手関節記録
第2指末梢から手掌まで2cmごとに刺激点をとった。

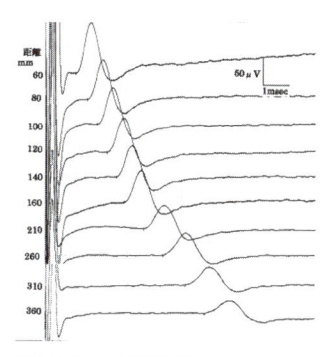

逆行法による示指記録
手掌から肘上間に記録点をとった。

図2 尺骨神経逆行法SNAPの振幅と伝導距離の関係

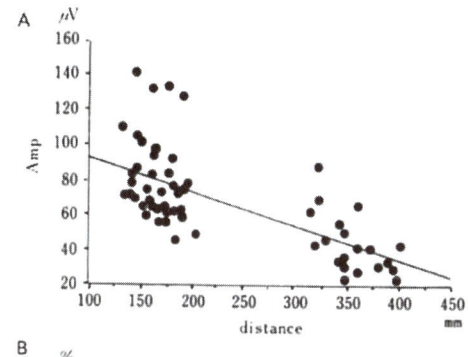

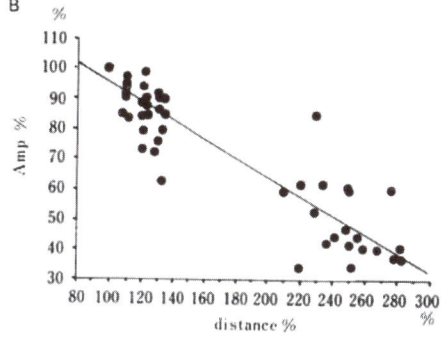

第5指記録。A. 実際の振幅（Amp）と距離（distance）の関係。B. 手関節を基準とした振幅（Amp%）と距離（distance%）の関係。

36 運動神経と感覚神経の遠位潜時の差

　伝導距離が同じ場合、CMAPはSNAPより遅れて出現する。これは、運動神経遠位部軸索での伝導遅延、神経筋伝達および筋活動誘発に要する時間のためと考えられる。この差のおかげで、感覚神経伝導検査逆行法ではCMAPの前にSNAPが記録される。

　虫様筋/骨間筋法（第25項）により、記録点から9cm近位の手関節で刺激したときの虫様筋CMAP（L）潜時と指神経SNAP（N）潜時の潜時差（L-N）で定義した残差潜時は、健常者で1.38 ± 0.15msecとなる。虫様筋（L）と骨間筋（I）の潜時差（L-I）>0.4msecの場合は、手根管部伝導障害の存在を考える。糖尿病患者の検討で、Nの伝導速度が40m/sec以上で残差潜時が一定であった。Nの伝導速度が40m/sec未満となり、手根管部伝導障害を伴う例では、残差潜時はNの伝導速度と逆相関した。中枢側の伝導障害に伴って運動神経軸索末端に二次性変化を生じた結果と考えられる。

　一方、同じ正中神経支配筋でも、終末経路の長い短母指外転筋（APB）は第2虫様筋（2L）より潜時延長が目立ちやすい。糖尿病患者で正中神経支配のAPBと2L、尺骨神経支配の小指外転筋（ADQ）と第2骨間筋（2I）の遠位潜時を比較すると、終末経路の長いAPBで潜時延長が大きかった。

　2Lに比べてAPB、ADQに比べて2Iは神経幹から筋に至る終末経路が長い。このため潜時も長くなり、正中神経の遠位潜時が延長するほど潜時差（APB-2L）が拡大する。両潜時差は単純に伝導距離の差によるばかりではなく、運動神経終末経路での伝導速度低下も関与するものと考えられる。この終末経路での伝導遅延の存在は、変性の進んだ筋萎縮性側索硬化症や手根管症候群でもみられ、とくにCMAP振幅高度低下例で顕著となる。

参考文献
1) 長谷川 修、ほか：運動神経と感覚神経の遠位潜時の差に関する検討. 脳神経 2001; 53: 541-545.
2) 長谷川 修、ほか：糖尿病患者でみた虫様筋/骨間筋法と通常の短母指外転筋/小指外転筋法による運動遠位潜時の比較. 臨床脳波 2010; 52: 643-646.

図1 (L-N) の潜時差とN伝導速度の関係

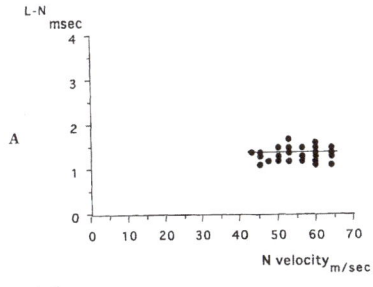

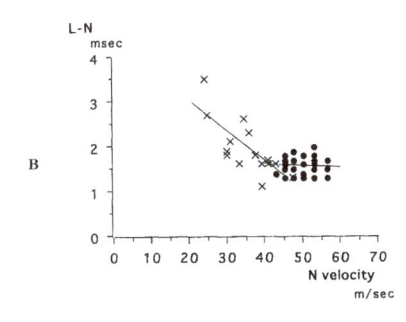

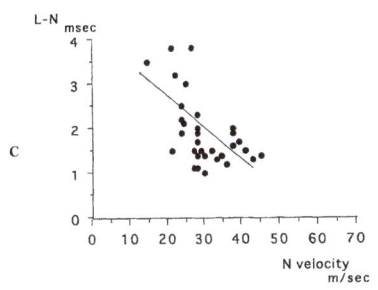

Aは健常者、Bは糖尿病患者、Cは手根管症候群患者。Bでは (L-I) ≦0.4msecは (●) で、(L-I) >0.4msecは (×) で示した。

図2 各遠位潜時相互の関係

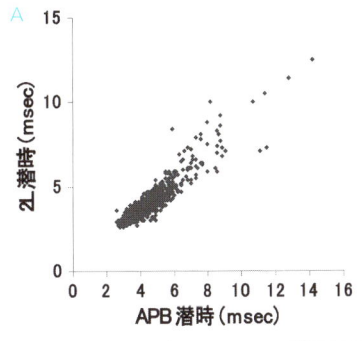

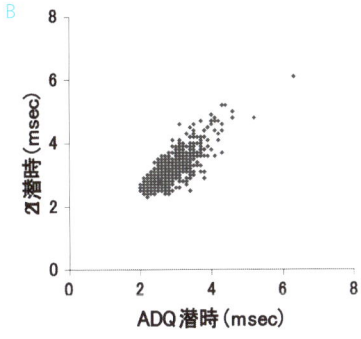

2LとAPB (A)、2LとADQ (B) の潜時はそれぞれ r=0.92（p<0.01）および r=0.79（p<0.01）の高い正の相関関係をもった。

37 感覚神経と運動神経の刺激閾値

　一般に、神経軸索径が太いほど伝導速度が速くなり、刺激閾値は低くなる。それゆえに、運動神経と大径感覚線維とはいずれも低い刺激閾値をもつものと推定される。傷害線維や再生線維では刺激閾値が上昇している。

　マイクロニューログラフィ（第79項）を用いて、正中神経で感覚神経と運動神経の刺激閾値を測定したところ、すべての被検者で運動神経より感覚神経の刺激閾値が低かった。運動神経刺激閾値は感覚神経の2倍強となり、かなり大きなSNAPが得られる状況になって初めて、筋活動が誘発された。これは、感覚神経で持続性Na^+電流が多いことに由来する。

神経障害時の刺激閾値の変化

健常者に比べて、糖尿病患者ではとくに感覚神経閾値が、手根管症候群ではとくに運動神経閾値がそれぞれ上昇していた。

　変性が進行中の線維では、とくに遠位優位に刺激閾値の上昇と伝導速度低下をきたす。軸索変性でみられる伝導速度低下は軽度であるが、変性末期の興奮性を失う直前には、病的な伝導遅延をきたす。慢性の病態により最後に残った1〜2本の運動神経線維の伝導速度は、健常者値の半分程度にもなりうる。

　刺激閾値の高い遅延電位は神経伝導検査時にしばしば見逃される。運動神経伝導検査では、遠位部刺激と近位部刺激とでほぼ同じCMAPが誘発されることが基本であり、両者が大きく異なる場合にはその原因を検索する必要がある。

参考文献
1) 飯野 光治、ほか: 感覚神経と運動神経の刺激閾値. 微小神経電図法を用いた検討. 臨床脳波 1997; 39: 394-396.
2) 長谷川 修、ほか: 糖尿病性ニューロパチーに伴う萎縮筋でみられた刺激閾値が高く、伝導速度の遅い変性線維. 臨床脳波 2000; 42: 746-748.

表　各群での閾値および閾値比

	感覚神経閾値S(mA)	運動神経閾値M(mA)	閾値比 M/S
糖尿病	2.7±1.1	5.6±1.7	2.2±0.7
手根管症候群	2.2±0.3	6.6±2.9	2.9±1.1
健常対照	1.9±0.5	4.3±1.4	2.3±0.6

（平均値±標準偏差）

感覚神経閾値が運動神経閾値より低く、閾値比はどの群でも平均2以上となった。

図1　記録例

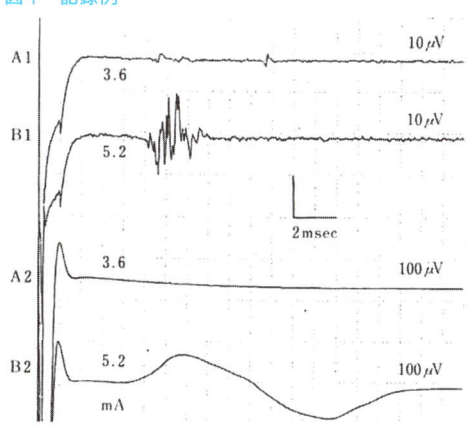

手関節で電気刺激し、肘部正中神経幹内のタングステン微小電極から導出した神経活動電位（A1およびB1）と短母指外転筋上の表面電極から導出した筋活動電位（A2およびB2）を示す。本例で3.6mAは感覚神経閾値に（A1）、5.2mAは運動神経閾値（B2）に相当する。

図2　感覚神経および運動神経閾値

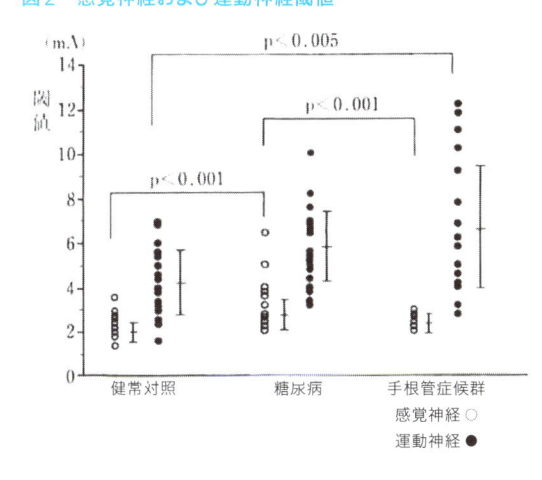

健常対照に比べて、糖尿病患者では感覚神経閾値が、手根管症候群患者では運動神経閾値が有意に上昇していた。

38 運動神経伝導検査時の電位と刺激の波及

　運動神経伝導検査では、記録電極から目的筋以外の筋活動電位が記録される「電位の波及」と、強刺激が他の神経をも興奮させる「刺激の波及」とを生じうる。

電位の波及　電位の波及はしばしば見られ、たとえば尺骨神経を手関節で最大閾値刺激したときに短母指外転筋（APB）上の記録電極からも常に活動電位波形が得られる。その振幅は、尺骨神経の最大閾値刺激で小指外転筋（ADQ）活動電位の41.5%に及ぶ。これは主として、尺骨神経支配の母指内転筋や骨間筋由来の活動電位がAPB電極に波及したものである。一方、正中神経への最大閾値刺激により遠方のADQで得られる波形の振幅はAPB活動電位振幅の3.6%に過ぎない。

刺激の波及　健常者の手関節正中神経を最大刺激閾値の4倍以上で刺激すると、尺骨神経も興奮する。一方、尺骨神経から正中神経への刺激の波及は尺骨神経に最大刺激閾値の5～6倍の強刺激で生じる。手根管症候群では正中神経刺激閾値が上昇しており、強刺激により尺骨神経への刺激の波及が起こりやすい。

腓骨神経と脛骨神経　深腓骨神経は、足背に存在する短趾伸筋（EDB）と短母趾伸筋を支配する。脛骨神経はそれ以外の足部筋群を支配する。このため、それぞれの神経刺激時に電位の波及を生じやすく、腓骨神経刺激でEDB活動電位の10～18%の振幅を持つ波形が脛骨神経支配の母趾外転筋（AP）上の電極から得られる。一方、脛骨神経刺激時でAP筋活動電位の25～35%の振幅をもつ波形がEDB上の電極から得られる。

参考文献
1) 長谷川 修、ほか：運動神経伝導検査時の電位の波及と刺激の波及. 臨床脳波 1994; 36: 191-194.
2) 奈良優貴子、ほか：腓骨神経伝導検査時の電位の波及と刺激の波及. 臨床脳波 1995; 37: 113-115.

図1　手関節で正中神経および尺骨神経を最大閾値刺激したときの電位の波及
A：正中神経刺激

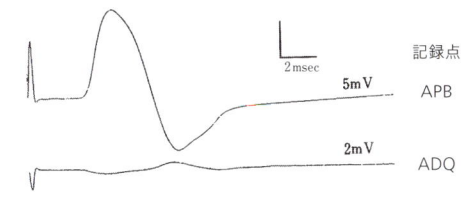

記録点
5mV　APB
2mV　ADQ

B：尺骨神経刺激

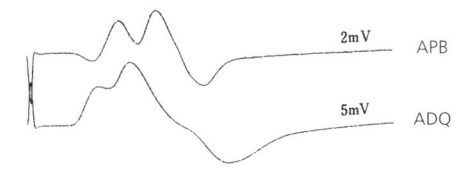

2mV　APB
5mV　ADQ

それぞれ上からAPBおよびADQでの記録を示す。各波形の右上の数字はバーのスケールを表す。正中神経刺激時にはADQに、尺骨神経刺激時にはAPBに筋活動電位が波及（容積伝導）している。波及電位はいずれも陽性（下向き）から始まる。

図2　強刺激時の刺激の波及
A：正中神経刺激
10mA
10mV
5mV

60mA
2ms
10mV
5mV

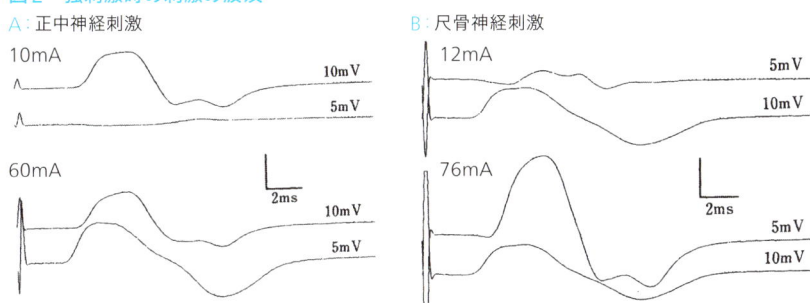

B：尺骨神経刺激
12mA
5mV
10mV

76mA
2ms
5mV
10mV

A：上から順に、最大閾値刺激である10mA、さらに60mAで刺激した時のAPBおよびADQからの活動電位記録を示す。
B：上から順に最大閾値刺激である12mA、さらに76mAで刺激した時のAPBおよびADQでの活動電位記録を示す。各波形の右上の数字はバーのスケールを表す。

39 運動神経伝導検査時の刺激強度と潜時の関係

　運動神経伝導検査では、導出筋からの最大刺激閾値（Mmax）では反応が不安定なため、さらに20〜25%強い最大上刺激によってCMAP記録を行う。しかし、刺激強度を上げ過ぎると潜時が真の値より短く測定される。これは、強刺激により刺激電極の陰極直下よりやや遠位で神経興奮が始まることによる。

　神経伝導検査での誤差要因として、距離測定の誤差、潜時読み取りの誤差、刺激および筋誘発電位の波及、温度低下、最大下刺激のほか、過度の強刺激もその1つとなりうる。神経幹弱刺激により、まず大径有髄線維が興奮する。しかし、軸索興奮の順序は神経線維の太さとともに刺激電極からの距離の影響も受けるため、Mmax以下の刺激では必ずしも最も速い（太い）神経線維が興奮するとは限らない。

　一方、Mmax以上の刺激ではすでにすべての大径有髄線維が興奮しているが、刺激強度を増すと刺激電極の陰極直下より遠位で神経線維の興奮が始まる。Mmaxの2倍でも明らかに潜時が短縮し、Mmax刺激時との差は約0.14msecであった。この値は神経幹上で8mm遠位まで有効刺激が届いたことを示すが、これに伴って神経伝導速度測定時に最大約3m/secの誤差を生じることになる。Mmaxの20%増の刺激強度では最大誤差が1.2m/secにとどまり、他の誤差要因との比較においても許容の範囲内となる。

　この点からもできるだけMmax直上での刺激が望まれる。

参考文献

長谷川 修、ほか：運動神経伝導検査時の刺激強度と潜時の関係について. 臨床脳波 1994; 36: 39-41.

図1 刺激強度漸増に伴う潜時短縮

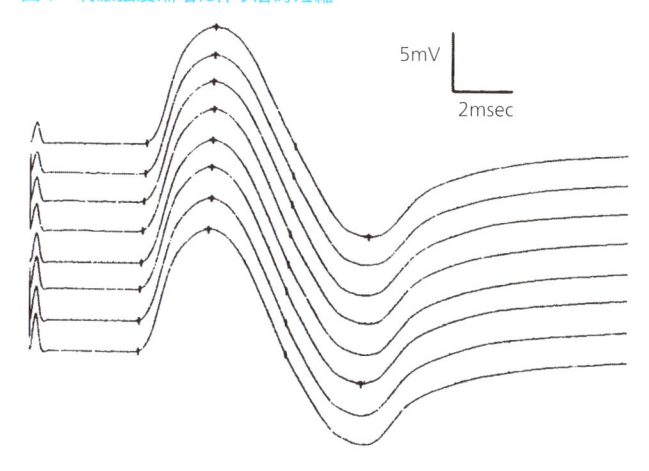

手関節正中神経で電気刺激し、短母指外転筋で記録した。上から順にMmaxから2mAずつ刺激強度を上げて得られたCMAP記録を示す。

図2 刺激強度（Mmax比）と潜時短縮との関係

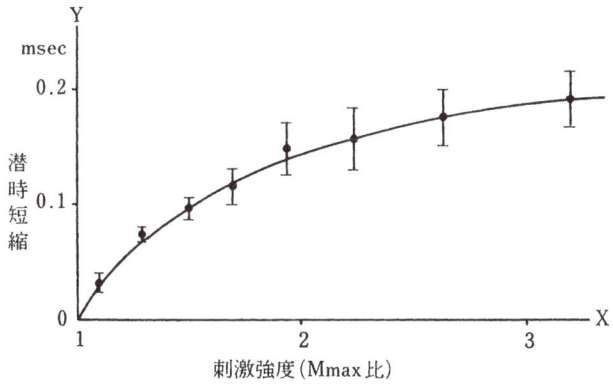

刺激強度（Mmax比）1～2では0.2ごとに、2～3.5では0.5ごとに分けて集計し、それぞれの平均値±標準誤差を示した。健常者10名での検討データ。

40　F波・H波・C反射

F波　運動神経幹刺激は、遠位に向って目的筋収縮をもたらすとともに、近位に向って脊髄前角細胞に達し、約1%の確率で反転して再び下行する電位を生じさせる。これが記録筋に達し、F波と呼ばれる小さな筋収縮となる。最初に足の筋肉で記録されたことから、footの頭文字をとってF波と名づけられた。F波を生じる運動神経が刺激ごとに異なり、潜時と波形がばらつくため、最小潜時を採用する。F波により神経幹全長にわたる伝導状況を知ることができる。

H波　H波は、筋紡錘からのIa感覚線維が刺激されて興奮が脊髄に届き、シナプスを介して脊髄前角運動ニューロンの興奮を引き起こす。これは深部腱反射と同じメカニズムによる。H波は下腿三頭筋や大腿四頭筋、橈側手根伸筋などで記録されやすく、誘発には刺激の持続時間を1msec程度に設定する。刺激強度を上げると運動神経も興奮する。ヒラメ筋記録のH波は、健常人で潜時30msec程度となる。同じ刺激強度で対刺激を加えてH1、H2を誘発し、回復曲線を描くと、刺激間隔により初期促通、初期抑制、二次促通、後期抑制の反応が得られる。

C反射　C反射はF波やH波よりも潜時が長い。大脳皮質で反転すると考えられる長経路反射。健常人では抑制機構のため認められないが、進行性ミオクローヌスてんかんなど大脳皮質の興奮性が高まった病態で容易に誘発される。手関節正中神経刺激で、F波より20msecくらい長い潜時を持って弱刺激から出現し、刺激ごとに波形が変化する。

参考文献
1) 長谷川 修、ほか: 他の遅延電位中に存在するF波の検出. 神経内科 1998; 49: 480-482.
2) 長谷川 修、ほか: A波に類似したF波. 神経内科 2005; 62: 201-202.
3) 長谷川 修、ほか: 運動神経伝導検査におけるA波とF波の特徴: とくに対刺激に対する反応について. 臨床脳波 1998; 40: 818-820.

図1 さまざまな遅延電位が混在する中での
F波

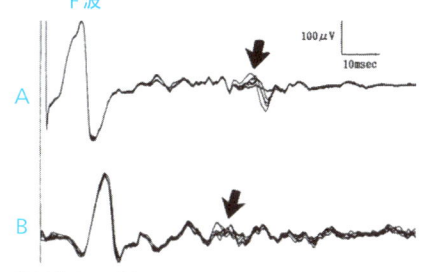

腓骨神経伝導検査で、足関節（A）および腓骨頭部（B）刺激時のCMAP記録を重ねた。

図2 Repeater F-waves

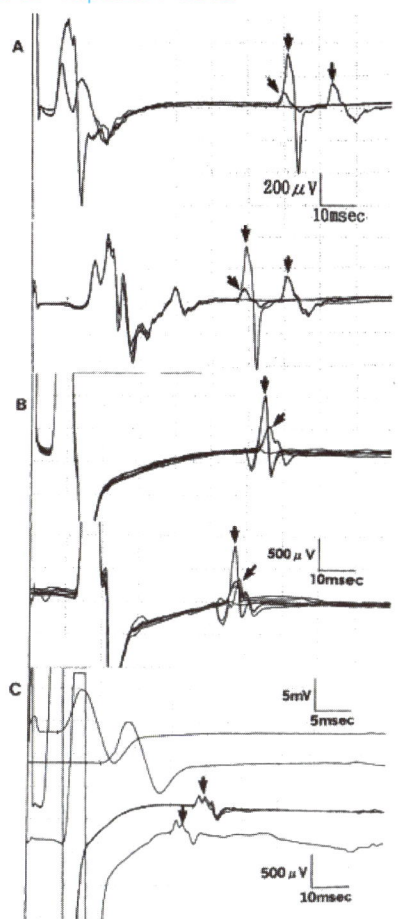

A、B、Cはそれぞれ別の症例。毎回同じF波が誘発されると、その運動線維の伝導速度を求めることができる。

図3 C反射

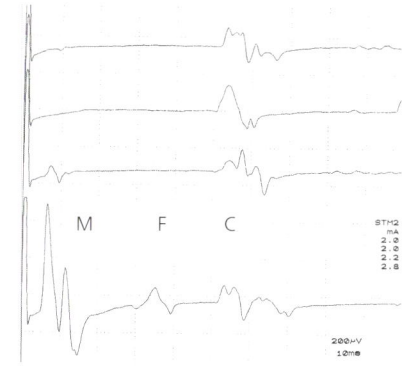

弱刺激により、F波よりも長い潜時で誘発される。

41 初期陽性相を伴うCMAP波形

　通常の陰性（上向き）から始まるCMAP波形では、CMAPの最小潜時は陰性波の起点で決める。しかし、近隣からの容積伝導波形が混入したCMAPは初期陽性相を伴い、どの点を最小潜時測定に用いるかが問題となる。

　図1に示すように、記録筋の筋腹中央上からは陰性に始まる二相性CMAPが得られるが、記録電極をずらすと初期陽性相を伴う三相性のCMAPとなる。このとき、陽性波開始点がCMAP最小潜時に相当する。

　図2では、短母指外転筋の萎縮が強く、同筋上の記録電極からは、正中神経幹刺激時にも、尺骨神経幹刺激時にも陽性から始まる波形が得られている。これらは近隣の他筋収縮由来の容積伝導波形が記録されたものであることが知れる。

　CMAP波形に初期陽性相を伴うことは、記録電極が活動電位発生源の重心の真上に存在していないことを意味する。その筋活動は、目的筋に由来する場合と目的外筋に由来する場合とがある。前者でCMAPに初期陽性相を伴う場合には、できるだけ記録電極の位置を適正化する必要がある。神経の変則支配や、同一神経支配他筋からの電位の波及などのため初期陽性相を排除できないときは、呈示したように陽性波の始まりを波形の開始潜時と捉えることが妥当である。

　一方、目的外他筋の活動電位が記録されている場合には、その事実を認識するために、同時に電位発生源と考えられる目的外筋からも活動電位を記録すると良い。手根管症候群のCMAP記録で、萎縮した短母指外転筋上の記録電極から、障害の少ない虫様筋由来の容積伝導波形が短い潜時で記録されることがあり、きわめて紛らわしい。

参考文献
1） 長谷川 修、ほか：運動神経伝導検査で初期陽性相を伴う複合筋活動電位の最小潜時．神経内科 2001; 55: 90-92.
2） 松本俊介、ほか：手根管症候群の正中神経伝導検査でみられる虫様筋由来の初期陽性電位．脳神経 2000; 52: 404-406.

図1　記録電極位置とCMAP波形

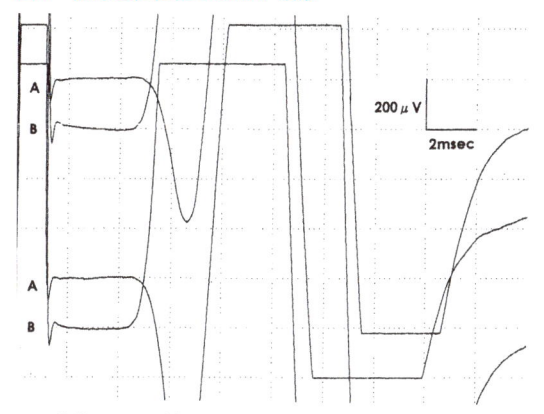

足関節前面で腓骨神経幹を刺激した。記録用活性電極を、検査目的筋である短趾伸筋の筋腹中央直上に置いたとき（B）は、通常の二相性波形が得られるのに対し、筋腹中央から1cm側方に置いたとき（A）は、陽性から始まる三相性波形が得られた。Bの潜時は、Aの陽性波開始時点と一致した（記録は上下とも同じ）。

図2　目的外筋からのCMAP波形

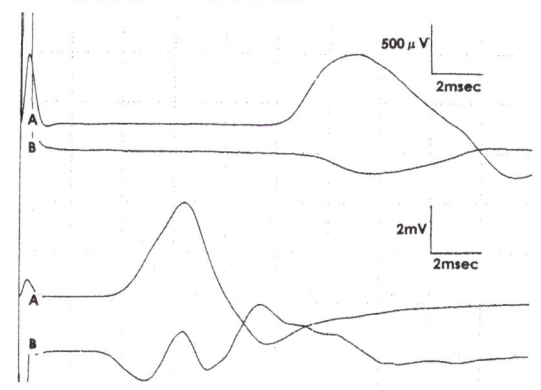

手関節で正中神経または尺骨神経幹を刺激し、第2虫様筋・第2骨間筋上（A）および短母指外転筋上（B）から記録した。上段は正中神経幹刺激、下段は尺骨神経幹刺激による。Bではいずれも他筋からの容積伝導波形のみが記録されている。その潜時は、Aで記録された第2虫様筋または第2骨間筋電位と同一であった。

42 近位点刺激時のCMAP変化

　運動神経伝導検査では通常、刺激点を移動してもほぼ同一の波形をもつCMAPが得られる。遠位点刺激時に比べて近位点刺激で波形が変化し振幅が低下することは、伝導ブロックを疑う材料になる。しかし、厳密に観察すると、CMAP波形は刺激点により微妙に変化し、その変化からCMAPを構成する各運動神経線維には若干の伝導速度差が存在することが知れる。ちなみに、正常な運動神経の最速線維と最遅線維との間には13m/sec程度の差がみられる。このため、伝導距離が長くなると伝導速度差による波形の時間的分散が大きくなる。その結果、速い線維の陽性波部分と遅い線維の陰性波部分とが重なり、位相相殺による振幅低下を招くことになる。

| 症例 |　糖尿病患者では、ニューロパチーと高血糖の程度に応じて神経伝導速度が低下するとともに、一部には脱髄を合併することもある。このため、刺激点を移動するとCMAPに若干の変化を生じることが多い。

　3名の糖尿病患者で行った尺骨神経での運動神経伝導検査を呈示する。脱髄を合併する場合には、CMAPは振幅・波形ともに変化する。しかし、それ以外の場合でも、近位点刺激時と遠位点刺激時とで得られるCMAPをよく観察すると、しばしば近位点刺激時に波形のピークが若干後方に移動する、ピークの高さが低下するなどの変化を生じている。

　尺骨神経では、構成線維の伝導速度差による波形変化に加えて、ときに肘部尺骨神経ニューロパチーや糖尿病ニューロパチーに伴う伝導ブロック所見を伴う。伝導ブロックの判断基準は明確ではないが、近位点刺激時に遠位点刺激時に比べて50%以上の振幅低下がみられる場合には、伝導ブロックが存在すると判断される。しかし、インチング刺激を行うと、振幅低下が軽度であっても変化が不連続な場合には、それが伝導ブロックに起因することが知れる。

参考文献
長谷川 修、ほか: 運動神経伝導検査でみられる近位点刺激時の複合筋活動電位（CMAP）変化. 神経内科 2004; 61: 301-302.

図　尺骨神経で行った運動神経伝導検査

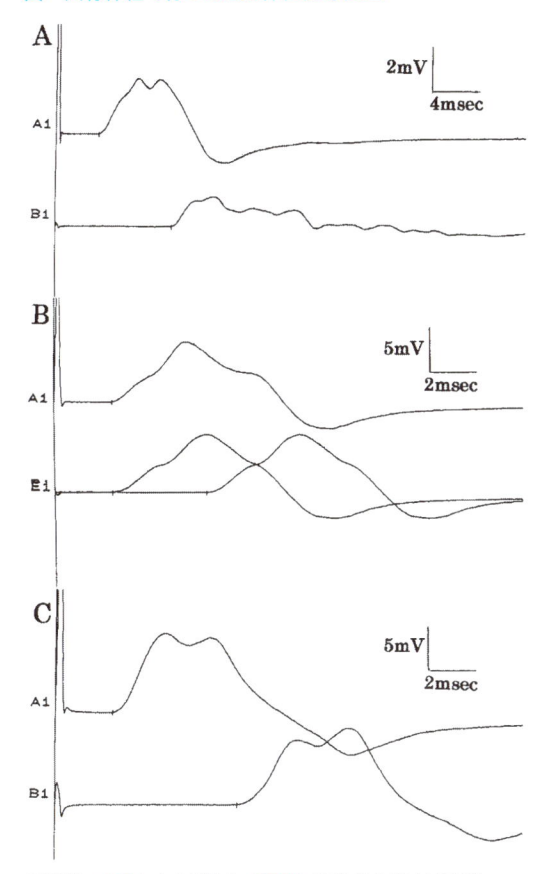

手関節（上段）および肘上（下段）刺激時のCMAP記録
A：肘上刺激で高度の時間的分散がみられ、両刺激点間に脱髄の存在が推定される。
B：両CMAPともほぼ同様の波形であるが、スクロールして波形開始点を揃えると肘上刺激ではCMAPの頂点が後方に移動していることが知れる。
C：肘上刺激では、第1よりも第2の頂点が大きくなっており、伝導遅延成分の存在を表している。

43 伝導ブロックのないCMAP波形の時間的分散

　脱髄を示唆する所見として、伝導ブロックとともに「波形の時間的分散」が知られている。これは、CMAPを構成する神経線維群の中に部分的に伝導速度の遅い成分を含む場合にみられ、近位点刺激で活動電位の持続が長くなる現象を指す。アメリカ電気診断学会（AAEM）の用語集でも、「複合活動電位の各成分が伝導速度の相違のため、刺激点より記録点までの走行で非同期性となり、波形が変動すること」と定義されている。

症例　糖尿病男性の右脛骨神経で行った運動神経伝導検査を例示する。母趾外転筋から記録したCMAPは振幅が小さく、波形が足関節刺激と膝窩刺激とで大きく変化した。この間の最大伝導速度も36m/secに低下していた。足関節と膝窩の間で5cmごとのインチング刺激検査を施行した。足関節刺激では1峰性の波形が得られたが、膝窩刺激では2峰性となり、この間で徐々に第2陰性ピークが分離した。ちなみに、2番目のピークで伝導速度を計算すると29m/secとなった。さらに詳しく観察すると、記録C1はこの筋電計での最大刺激（持続1msec、強度100mAの刺激）を行ったものの、最大上刺激に達していない。

　そもそも軸索変性病変では、大径線維の消失に加えて軸索萎縮と絞輪部周辺の2次性脱髄も加わり、伝導速度が低下する。速度低下は、一般に30%程度までにとどまり、そこまで低下する頃には変性が進行して軸索自体が機能を失う。したがって、伝導速度が正常値の60%程度となった第2ピークを形成する運動単位群には、何らかの伝導障害機転が働いていたものと推察される。膝窩部刺激で、足部刺激に比べてCMAP振幅が約40%低下したが、第1ピークに第2ピークを重ねれば、その差が理解できる。このように見ていくと、本例の足部・膝窩部間の波形変化は伝導ブロックのないCMAP振幅低下と推察できる。変性の進んだ神経幹内には、しばしば伝導の遅い線維が含まれるため、伝導距離が長くなるとCMAP波形が変化する。

参考文献
長谷川 修、ほか：伝導ブロックのない複合筋活動電位波形の時間的分散. 神経内科 2003; 58: 423-424.

図　右脛骨神経伝導検査

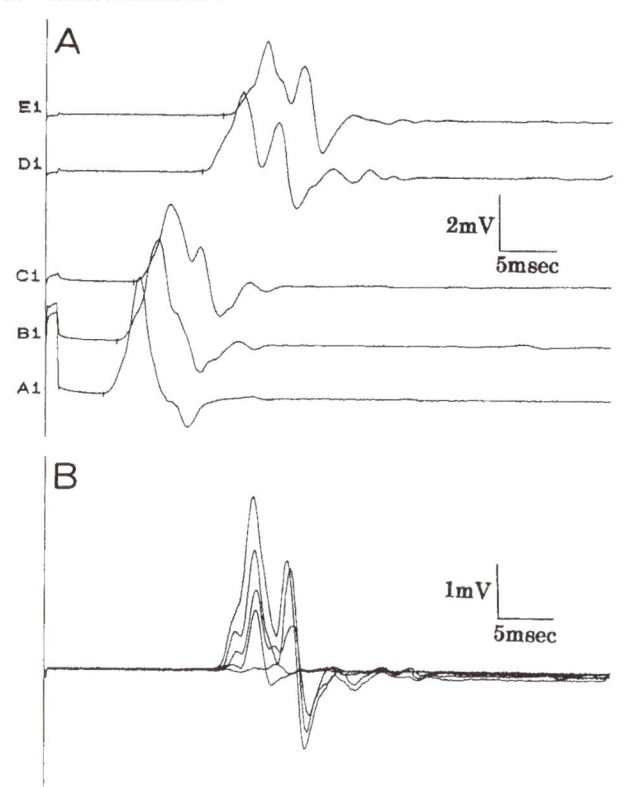

A: 足関節（A1）と膝窩（E1）間でのインチング刺激検査。C1-D1間は20cm、他は5cm間隔。
B: 膝窩で徐々に刺激強度を上げたときのCMAP波形の変化。刺激強度はそれぞれ、17、20、27、35、45mA。第2ピークの方が刺激閾値が高い。

44 同一神経支配2筋から記録した運動神経伝導検査の比較

　運動神経伝導検査では、運動神経幹を最大上電気刺激し、その支配筋からCMAPを記録する。記録筋として、比較的表在で他筋収縮による修飾を受けにくい筋が使いやすく、おおむね用いる筋が決っている。

　たとえば正中神経では短母指外転筋（APB）の他に第2虫様筋（2L）が、尺骨神経では小指外転筋（ADQ）のほかに第2骨間筋（2I）あるいはその他の骨間筋が用いられる。2Lや2Iは虫様筋/骨間筋法（L/I法、第25項参照）を用いて容易に記録できる。

　同一神経支配2筋CMAPの振幅は相互にある程度相関するが、相関係数Rは正中神経0.44、尺骨神経0.40とそれほど高くない。R^2で表される決定係数は0.2程度と低い値になる。決定係数は寄与率とも呼ばれる。一方、2筋CMAPの遠位潜時は相関係数がそれぞれ0.74および0.78、決定係数が0.6程度と高値を示した。

　CMAP振幅値は、筋線維密度のほか、記録電極の位置、筋の皮膚からの深さ、神経障害の部位差など多くの要因が複雑に絡み合って決定される。CMAP振幅は機能的筋線維数と運動単位数を反映するが、その大きさは筋ごとに異なり、必ずしも神経障害の程度がそのまま表現されるとは限らない。

　CMAP振幅は記録電極位置により大きく変化する。APB記録では、最大値の80%以上の振幅が得られる記録電極位置の範囲は平均3.5 ㎠、ADQでは7.7 ㎠とされる。

　同一神経支配2筋の振幅比較図で、尺骨神経は両筋とも振幅0に収束するのに対して、正中神経はAPBが0になっても2L振幅は必ずしも0にならない。遠位潜時延長は2LよりAPBで目立つ。これらは、手根管内での線維配置が表在のAPB線維に比べて深部を走行する2L線維は相対的に障害が軽いことを反映している。同一神経支配2筋間で潜時や速度は相互に高い相関をもつが、多くの要因が影響するCMAP振幅は同一神経支配筋どうしであっても相

関が低い。

参考文献
長谷川 修、ほか：同一神経支配2筋から記録した運動神経伝導検査の比較. 末梢神経 2004; 15: 55-61.

図　正中神経支配のAPBと2L、尺骨神経支配のADQと2Iで記録したCMAPの潜時および振幅どうしの関係

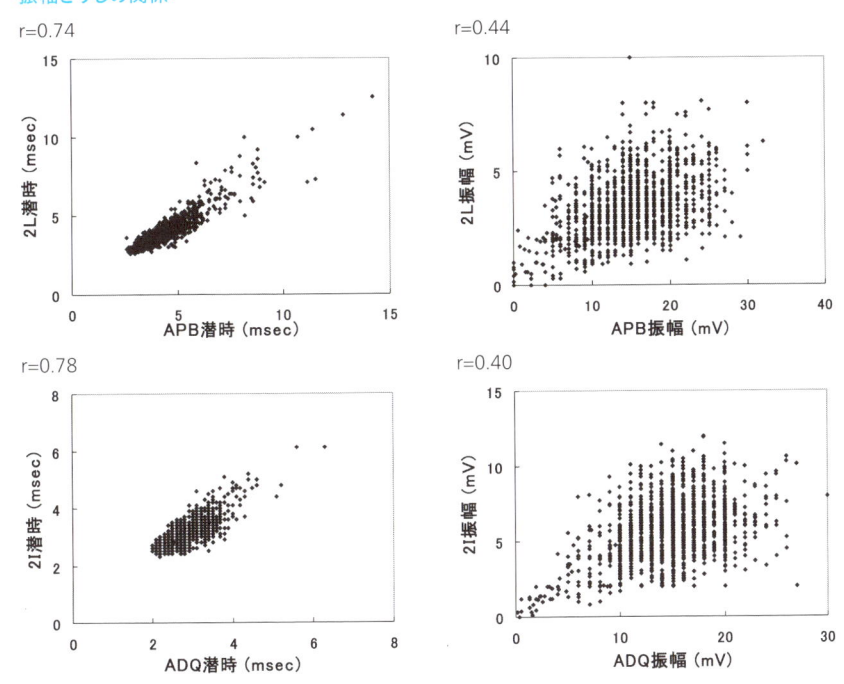

両神経とも、潜時どうしの相関は高いが、振幅どうしのバラつきが大きい。

45 衝突法の利用

　正中神経と尺骨神経は、上腕中央部以上では近接した走行をとるため、近位点刺激時には両神経由来のCMAP波形が重なり、潜時や振幅測定が不正確になりやすい。各神経由来のCMAPを分離して記録するためには、一方の波形を遮断する衝突法が用いられる。

　衝突法では、一方の神経幹を末梢で電気刺激した後、数msec遅れて近位の腋窩ないし鎖骨上窩（Erb点）で電気刺激を行う。このとき、末梢刺激の上行性電位は近位点刺激により下行してきた電位と衝突し、消去される。遠位刺激により発した上行性電位が近位刺激点に到達する前に、次の近位部刺激を行うことから、おのずと刺激時間差の範囲が限定される。その範囲内で刺激時間差が大きいほど波形どうしが重ならず、見やすい電位記録となる。そのため、上肢では3〜6msec、下肢では6msecの時間差が用いられる。

　図1で、Erb点刺激の大きなCMAP（C1）に伴う初期陽性相は、D1で記録された尺骨神経支配筋の容積伝導波形に由来する。この陽性波の存在により、真のCMAPの開始点は読みとりにくくなり、肘上－Erb点の伝導速度測定およびErb点でのCMAP振幅が修飾される。正確に測定するには、E1に示すように衝突法を行ったうえで計測する必要がある。

　衝突法は、Martin-Gruber吻合や副深腓骨神経（ADPN）など、破格としての吻合枝が存在するときの分析に役立つ。短趾伸筋は腓骨頭部から下腿前面を下行する深腓骨神経に支配されるが、健常者の約28%で腓骨頭部から浅腓骨神経に入り分枝して下腿外側面を下行するADPNの支配も受ける（第15項）。

　ADPNの存在が疑われる場合、外踝後方刺激により下腿下部前面刺激時とは異なる波形をもつCMAPが得られる。深腓骨神経（DPN）末梢部（下腿下部前面）刺激6msec後に腓骨頭部を刺激することで、DPN経由の逆行性インパルスと腓骨頭部刺激による順行性インパルスが衝突し除去される。

参考文献
1) 長谷川 修、ほか：副深腓骨神経による短趾伸筋支配の頻度——衝突法による検討. 臨床神経生理 2000; 28: 387-390.
2) 長谷川 修、ほか：衝突法を用いた正中神経近位部伝導検査. 神経内科 2004; 60: 111-112.

図1 正中神経で行った運動神経伝導検査

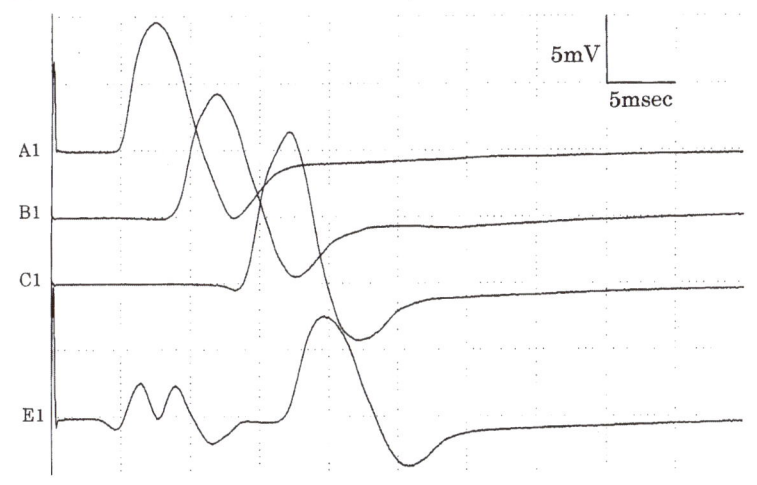

記録電極を短母指外転筋上に置き、刺激は手関節（A1）、肘上（B1）、Erb点（C1）で行った。E1は、手関節で尺骨神経を電気刺激した3msec後にErb点で上腕神経叢を最大上刺激した記録である。C1波形は、正中神経波形と尺骨神経波形の加算波形となる。E1は、最初に尺骨神経由来の容積伝導波形が、その後に正中神経由来のCMAPが得られ、位相をずらして両電位を加算すると、C1波形となる。

図2 副深腓骨神経存在下での腓骨神経伝導検査
A: EDBがDPNのみに支配される例　　B: EDBがDPNとADPNの両方に支配される例

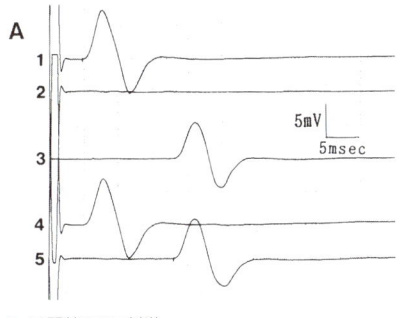

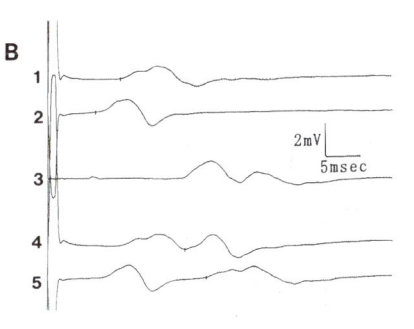

1：足関節DPN刺激、
2：足関節ADPN刺激
3：腓骨頭刺激
4：足関節DPN刺激6msec後に腓骨頭刺激
5：足関節ADPN刺激6msec後に腓骨頭刺激

記録電極は短趾伸筋（EDB）上に置いた。

46 尺骨神経伝導検査は肘屈曲位で行う

　尺骨神経幹上に生じる局所的伝導障害の多くは、肘周辺にみられる。そのため、尺骨神経伝導検査にあたっては、局所的伝導遅延を正確に検出することが重要である。短い分節での伝導速度を検討するときには、僅かな距離測定の誤差が伝導速度計算に大きな影響を与える。尺骨神経は皮下浅層を走行し、とくに肘周辺での可動性が極めて大きい。肢位によって神経の走行が変わり、皮膚刺激点と神経幹との間にずれを生じる結果、肘を伸展したままの検査では偽の伝導遅延を生み出すことが考えられる。

症例1　75歳男性。仰臥位で肘を90°屈曲し手掌を上に向けた肘屈曲位と、肘を伸展し手掌を上に向けた肘伸展位で運動神経伝導検査を行った。肘部を含む5cm区間の伝導速度が、肘屈曲位での66m/secから肘伸展位では44m/secに低下し、肘伸展位では偽の肘部伝導遅延所見を呈した（A）。

症例2　71歳男性。同様に、尺骨神経でインチング検査を行ったところ、肘部を含む5番目と6番目の刺激点間で伝導遅延とわずかな伝導ブロック（不連続な振幅低下）がみられた。また、同区間の伝導速度が肘屈曲位の28m/secに対して肘伸展位では21m/secとさらに低下し、肘伸展位では肘部伝導遅延が増強した（B）。

　解剖学的検討によれば、実際の尺骨神経長を皮膚上から最も正確に測定できる肢位は、肘を屈曲させた状態とされる。本検討でも肘伸展時には、症例1で偽の伝導遅延所見を呈し、症例2では肘部での伝導遅延が強調されている。本検討ではインチング刺激法を用いたため、分節での距離測定誤差が極めて鋭敏に表現されているが、通常の伝導検査でも測定誤差を減少させるために、肘90°屈曲位での検査を行うことが望まれる。真の異常検出率を上げ、偽の異常を作り出さないためにも、適切な肢位での検査が必要である。

> **参考文献**
>
> 長谷川 修、ほか: 尺骨神経伝導検査は肘屈曲位で行う必要がある. 神経内科 1998; 49: 274-276.

図　肘屈曲位および肘伸展位で行った尺骨神経伝導検査
A：症例1

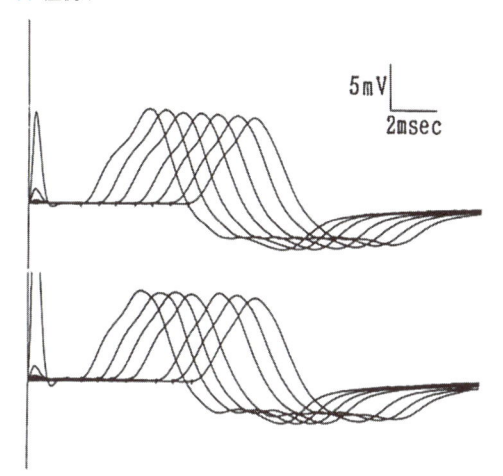

B：症例2

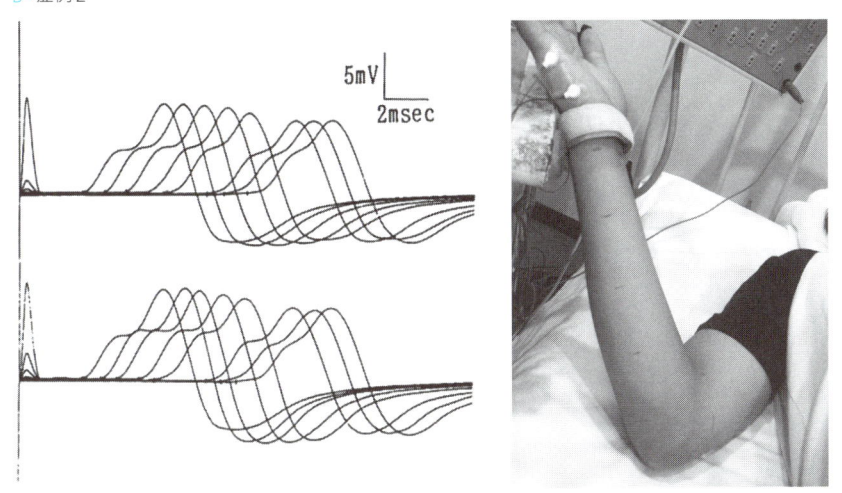

記録電極を小指外転筋上に置き、尺骨神経幹に沿って5cm間隔に刺激点をとり、それぞれで最大上刺激を行った。上段は肘屈曲位、下段は肘伸展位での記録。肘伸展位にすると、Aでは偽の伝導遅延所見を生じ、Bでは肘部に実在する伝導遅延が強調されている。

47 近位点刺激による脛骨神経CMAPの振幅低下

　運動神経伝導検査では通常、どこで刺激しても得られるCMAPはほとんど変化しない。しかし脛骨神経では、しばしば近位点刺激時にCMAP振幅の低下が観察される。この際、CMAP振幅が低下する割に波形面積が変化しないことから、振幅低下は波形の時間的分散に由来するものと想定される。では、脛骨神経ではなぜ波形の時間的分散を生じやすいのであろうか。

　健常者および糖尿病患者で腓骨神経および脛骨神経の運動神経伝導検査記録を比較すると、脛骨神経では膝関節刺激時のCMAP振幅が足関節刺激時に比べて明らかに低下すると同時に、F波の分布時間も、腓骨神経より脛骨神経で長かった。

　正常な運動神経の最速線維と最遅線維との伝導速度差は13m/sec程度とされる。この速度差に伴う波形の時間的分散は、30cm程度の伝導距離では僅かである。脛骨神経ではF波潜時の分布時間も長かった。F波は1ないし少数の運動単位電位からなるため、重ね合わせたF波の分布時間が長いことは、各運動単位電位の持続が長いことのほか、各運動神経間の伝導速度の差が大きいことを示唆する。この点が近位点刺激時のCMAP振幅低下を生じた1つの要因と考えられる。

　支配筋が足部に広く分布する脛骨神経のCMAP振幅低下は主に基準電極波形に由来し、振幅低下に比べて波形面積低下が少ない。構成線維の伝導速度差の大きいこと、伝導距離の長いことに加えて、とくに支配筋が広範囲に広がっている脛骨神経の基準電極波形では構成運動単位電位ごとの開始潜時の差が大きいため、近位点刺激で波形の時間的分散が大きくなることがCMAP振幅低下をもたらすもう一つの要因と考えられる。

参考文献

1）長谷川 修, ほか：脛骨神経伝導検査でみられる近位点刺激時の複合筋活動電位振幅低下は基準電極波形に由来する. 神経内科 2011; 74: 416-418.
2）長谷川 修, ほか：脛骨神経では運動線維の伝導速度幅が大きい. 神経内科 2005; 62: 187-189.
3）長谷川 修, ほか：記録電極位置の違いが運動神経伝導検査結果に及ぼす影響－脛骨神経と腓骨神経の比較－. 神経内科 2010; 73: 627-629.

図　腓骨神経伝導検査と脛骨神経伝導検査

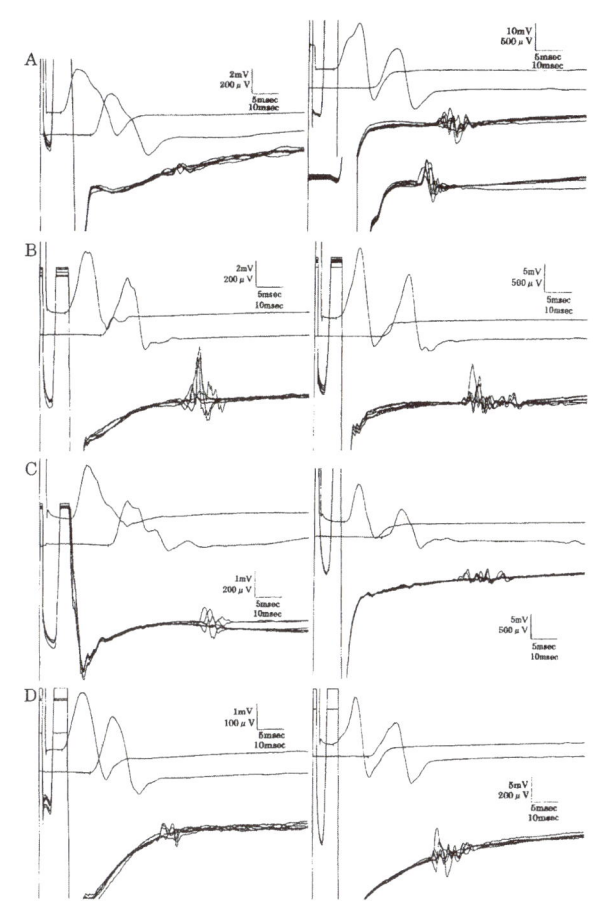

Aは健常者、B～Dは糖尿病患者。いずれも左が腓骨神経、右が脛骨神経。上から足関節・膝関節刺激時のM波、足関節刺激時のF波記録を示す。F波は6回の記録を重ね合わせたものである。
膝関節刺激時には足関節刺激時に比べてM波振幅が腓骨神経で平均9%、脛骨神経で26%低下した。F波分布時間は腓骨神経の平均12msecに対して脛骨神経では19msecと延長が目立った。

48 感覚神経活動電位と指周囲径との関係

　上肢での感覚神経伝導検査法には順行法と逆行法とがある。神経幹に近い遠位部で記録する逆行法のほうが順行法より大きな神経活動電位が得られる。

　しかし、神経と記録電極間の距離および容積伝導率が被検者によって異なるため、神経活動電位振幅をもとに大径有髄線維密度を推定する場合、①概略の評価となる、②電位が小さいため波形の評価をしにくい、③高度障害例では電位そのものが得られなくなる、といった点が検査法の短所として挙げられる。

感覚神経活動電位の男女差の要因
　正中神経および尺骨神経は、ともに手関節刺激時の神経活動電位振幅と指周囲径で、明瞭な男女差がみられる。

　神経と記録電極間の距離は、言い換えると固有指神経の存在する深さに相当し、その値は指の太さとある程度相関する。たとえば第5指周囲径が45mmの人と60mmの人とでは手関節刺激時に第5指から得られるSNAP振幅の標準値がそれぞれ77μVと32μVとなり、大きな違いがある。このことから、SNAP振幅をもとに大径有髄線維密度を評価するためには、手関節刺激時に得られた振幅値を指周囲径によって補正することが望まれる。

　補正には、第2指（正中神経）については、周囲径60mmでの振幅69μVを基準として、周囲径が1mm増すごとに3.69μV減じた値が若年健常者の振幅標準値となろう。第5指（尺骨神経）については、周囲径50mmでの振幅62μVを基準として、周囲径が1mm増すごとに2.98μVを減じることにより振幅標準値が求められる。

　正中神経では手関節刺激時には肘関節刺激時の平均1.85倍、尺骨神経では1.73倍の振幅をもつSNAP波形が得られる。

　一般に、SNAP振幅あるいは神経線維密度は健常者間でも個人差が大きく、かつ加齢変化の影響を大きく受ける。しかし、その値に男女差はみられず、

Meissner小体の数も男女で変らない。女性のほうが男性より大きいとされるSNAP振幅の男女差には、この指周囲径すなわち神経の深さの要因が大きく関与しているものと思われる。

参考文献
長谷川 修, ほか: リング電極から記録した感覚神経活動電位と指周囲径との関係. 脳波と筋電図 1996; 24: 11-156.

図 指周囲径とSNAP振幅の関係（若年健常者）
A: 正中神経

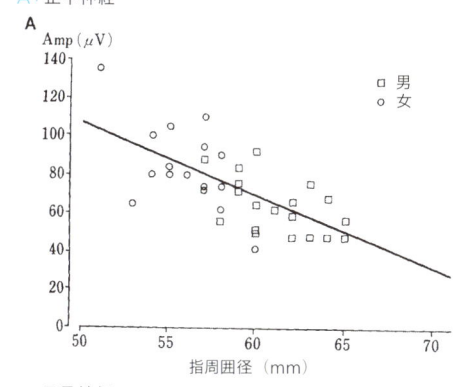

B: 尺骨神経

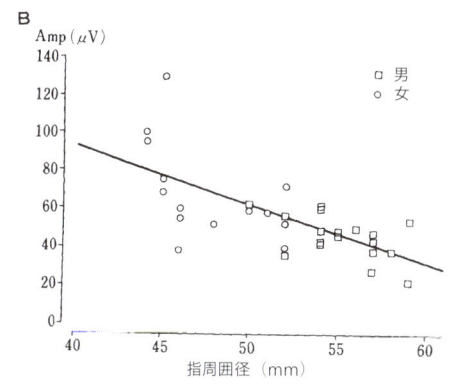

手関節刺激、指記録。両者は逆相関し、指の細い女性のほうがSNAP振幅が大きい。

Column ①

神経が悪いのか？
技術が悪いのか？

　神経伝導検査を始めてからまだ経験の浅い人たちは、神経幹を電気刺激しても期待していた活動電位波形が得られないときに、必ず「神経が悪いのか？技術が悪いのか？」という疑問にぶつかる。どちらも有り得るわけで、目的波形が得られない場合には、一つ一つ順番に確認することになる。

　神経伝導検査は、神経幹に電気刺激を加え、その結果生じる神経または筋活動電位を記録するわけである。したがって、まず電気刺激が出ているかどうかを確かめる。肉眼的に筋収縮を観察できれば確実に刺激が出ているわけだし、刺激電極を自分に当てて確認することもできる。浮腫が強い足では神経幹までの距離が大きくなるため、強い刺激が必要になる。

　次は、記録電極が機能しているかどうかを確認する。電極を軽くタップするなどにより、その電極が電位を拾っているかどうかがわかる。

　記録波形の基線が不安定な場合は、アースが確実に機能しているかどうかを確認し、さらに記録電極点の皮膚抵抗を落としてみる。この作業が不十分な場合には、高周波や刺激アーチファクトを拾いやすい。もちろん記録にあたっては、随意運動を極力抑えて被検者を安静状態とする必要がある。

　自信がないときは、確実に記録できる神経や筋で活動電位記録を行ってみる。手技的に慣れた部位で行うのも良いし、仲間の健常者で行っても良い。これでうまくいかないときは、記録電極線やアンプに不具合があることも考えられる。

　慣れた神経で活動電位記録が十分に得られるのであれば、あとは刺激点と記録点が正しいか、刺激強度が十分かを確認するのみである。それらが正しければ、神経が悪いのである。

第2章
臨床編

臨床編では、実際の臨床例で神経伝導検査を上手に利用して、
診療上役立つ情報をできるだけたくさん得るには
どのような点に注意したらいいのかを詳しく解説しています。

49 役立つ神経伝導検査とは

　神経伝導検査は、検査に時間がかかり、かつ被検者に電気刺激を与える検査である。行うからには、診療上役立つ情報をできるだけたくさん得たい。そのためには、振幅を評価できる検査、人前に出せるきれいな記録、考えて行う検査、臨床的評価につながる検査としたい。

| 振幅を評価できる検査 |　もとより末梢神経障害の多くは軸索変性、すなわち神経線維の脱落が主な病態となる。その程度はSNAP振幅の大きさにより表現される。脱髄が主体となるのは、免疫性ニューロパチーなど一部のみである。もちろん、測定されるSNAP振幅値は、真の大径有髄線維密度を基本に、神経幹から記録電極までの距離や伝導距離による修飾を受ける。

　軸索変性の進行に伴う活動電位振幅の低下は、SNAPに比べてCMAPで軽度のことが多い。これは、SNAPが感覚神経密度を直接反映するのに対して、CMAPは筋線維密度を反映することによる。運動神経消失の際には残存運動神経が脱神経筋を再支配するため、運動神経数減少ほどには筋萎縮が進まない。

| 人前に出せるきれいな記録 |　記録が汚くなる要因は、アーチファクトおよび随意収縮の混入である。したがって、アースをしっかり取り、記録電極の抵抗を落とす、被検者をリラックスさせて随意収縮の混入を避ける努力が求められる（第20項）。きれいな記録は、それだけで説得力がある。

| 考えて行う検査 |　神経伝導検査はおおむね決った手順に沿って行うが、異常所見が得られた場合には、目的によって色々な工夫を凝らす余地がある。工夫すれば、様々な知見が得られる。病変部位を特定する、軸索変性と伝導障害を区別して評価するなどにより、病態に迫る所見が得られ、腕の見せ所となる。

| 臨床的評価につながる検査 |　生理検査はあくまでも臨床の延長であり、病状を客観的に理解するためのツール、いわば症候学の裏付けである。病状を正しく理解することを通して、正しい診断と適切な治療に結びつけることが目的である。

図　きれいな記録（A）と随意収縮の混入した記録（B）

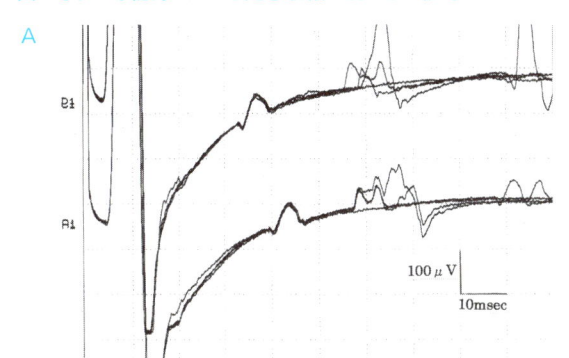

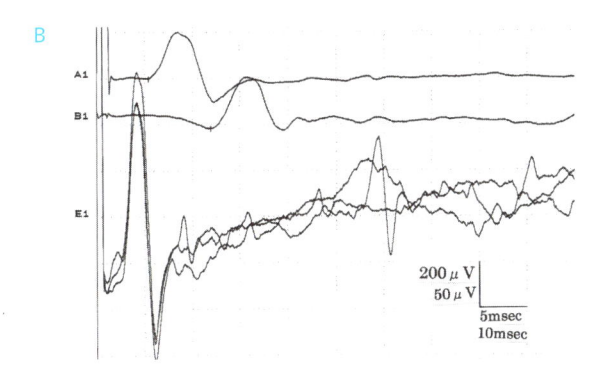

F波などの小さな電位の評価には、随意収縮やアーチファクトを除去したきれいな記録が必要である。
A：随意収縮の混入しない記録。遅延電位の評価が可能となる。
B：随意収縮が混入した記録。F波を含む遅延電位の評価は困難である。

表　検査の工夫例

①	手根管症候群で、遠位潜時延長とCMAP振幅低下の意味を知る（第52項）
②	肘部尺骨神経ニューロパチーで、伝導障害の部位を知る（第55項）
③	腓骨神経麻痺で短趾伸筋からCMAPが得られないとき、前脛骨筋から記録する（第58項）

50 神経障害のタイプ：軸索変性と脱髄

　末梢神経障害は、免疫関連ニューロパチーの一部を除いて、大部分が軸索変性を主病変とする。免疫性病態では、後根神経節や髄鞘が攻撃のターゲットとなることがある。診断を進めるにあたって、神経伝導検査により主病変が軸索変性なのか脱髄なのかを見極めることが最初に必要な作業となる。

| 軸索変性 |　教科書的に言えば、軸索変性ではSNAP振幅、次いでCMAP振幅が低下する。伝導速度は最大で20〜30％までの低下にとどまる。伝導速度低下は、主に伝導速度の速い線維の消失に起因し、併せて絞輪部周辺に二次性脱髄を生じることによる。ただし、少数の運動単位のみが残存する筋萎縮の末期状態では、伝導速度が高度に低下することがある。電気生理学的な軸索変性病変に対応する病理変化は、①神経細胞体の障害、②Waller変性、③遡行変性（dying-back）の3種類である。糖尿病やアルコール、ビタミン不足などは遡行変性ニューロパチー（dying-back neuropathy）の代表疾患であり、神経の本数が減少することが病態の本質となる。軸索変性病変では、SNAP振幅により概略の重症度を知ることができる。

| 脱髄 |　脱髄部では跳躍伝導が阻害され、伝導速度低下が起こる。局所的脱髄により伝導が障害される線維が混入していれば、部分的伝導ブロックとなる。同じ脱髄病変でも、病変が長軸方向、短軸方向（横断面）に均一かどうかによって伝導検査所見が異なる。シャルコー・マリー・トゥース病1型（CMT-1）のような先天性疾患では脱髄病変が均一であることから、伝導遅延が著明である一方、伝導ブロックは認めない。これに対して、慢性炎症性脱髄性多発ニューロパチー（CIDP）のような後天性疾患では、脱髄の状況が部位ごとに異なり、伝導ブロック所見を呈しやすい。

参考文献
1）長谷川 修、ほか：高度障害神経にみられる残存線維の伝導状況．神経内科 2007; 67: 306-307.
2）長谷川 修、ほか：萎縮筋に残存した2運動単位電位の神経伝導状況．神経内科 2012; 76: 526-527.

図　高度萎縮筋で行った運動神経伝導検査

①正中神経刺激、短母指外転筋からの記録

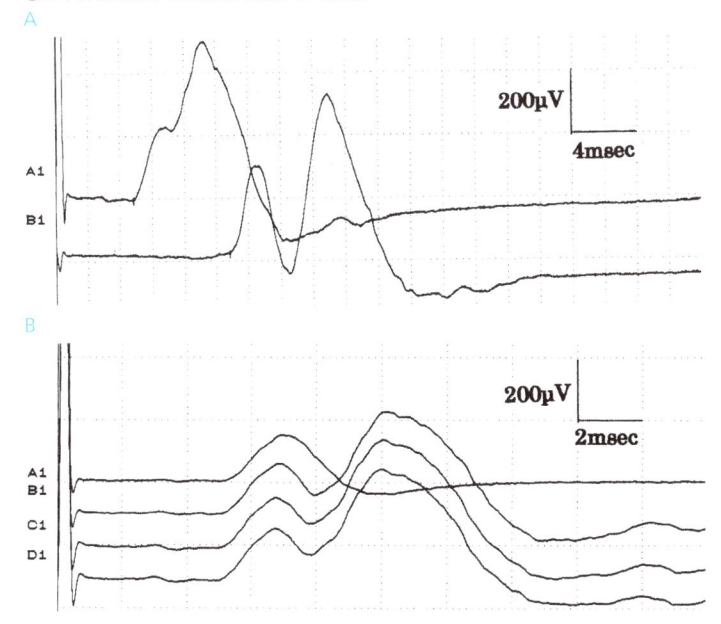

A：手関節刺激（A1）と肘刺激（B1）。手関節刺激では一塊のCMAPとなっているが、伝導距離の長い肘刺激では2つの部分に分かれた。
B：手関節刺激、刺激強度は上から順に7mA、10mA、15mA、20mAである。弱刺激では1つの運動単位電位のみ、10mA以上ではその後にもう1つの運動単位電位がall or noneの形で出現し、CMAPを作り上げている。

②尺骨神経刺激、小指外転筋記録

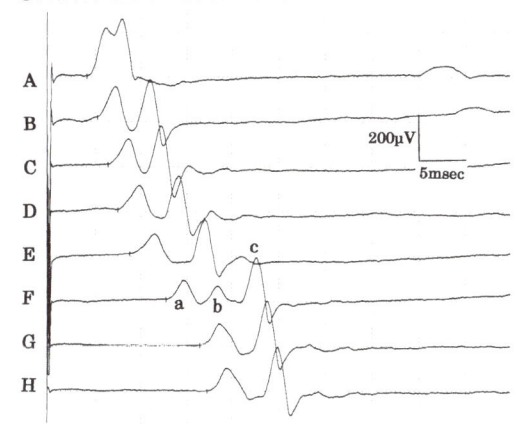

手関節から5cmごとに刺激点をとり、最大上刺激した。E-F間が肘に相当する。CMAPは最低3つの運動単位電位（a,b,c）からなるものと考えられた。刺激点Aでは1つのまとまったCMAPの形をとった。Bで運動単位cに遅延がみられ、前腕部で次第にabとcとの潜時差が大きくなった。E-F間（肘部）でabcすべて、とりわけbとcに伝導遅延がみられ、aとbが2つに分かれた。さらにF-G間でaに伝導遅延を生じたため、Gでは再びaとbが重なる波形となった。

51 多発・多発単・単ニューロパチー

　末梢神経障害をその分布により臨床分類したものである。全身系統的に障害される多発ニューロパチーと、単一神経のみが障害される単ニューロパチー、単ニューロパチーが相次いで起こった多発単ニューロパチーである。多発単ニューロパチーでも、進行した完成像のみを見ると、多発ニューロパチーと区別がつきにくいことが多い。

|多発ニューロパチー|　多発ニューロパチーは、左右対称性かつ長さ依存性をもち、脊髄神経根も同時に障害される場合は多発根ニューロパチーと呼ばれる。中毒、欠乏、全身性代謝障害、免疫反応など、末梢神経全体にびまん性に影響が及ぶ場合にみられる。

|多発単ニューロパチー|　血管炎によることが多い。多発単ニューロパチーが主に近位部に生じ、きれいな末梢神経障害パターンをとらない場合、神経叢障害と呼ばれる。糖尿病性筋萎縮症、特発性上腕神経叢ニューロパチー（neuralgic amyotrophy）などでみられる。

|単ニューロパチー|　単ニューロパチーは、単一神経への機械的あるいは物理的障害や血管障害、肉芽腫、腫瘍などの浸潤性病変でみられる。

|ニューロパチーと疾患|　糖尿病のような多発ニューロパチーがあると、絞扼性ニューロパチーが重なりやすい。遠位優位の運動感覚多発ニューロパチーはソックス型の分布で症状を発現し、深部腱反射はアキレス腱から消失する。後退性ニューロパチーでは線維径にもよるが、長い神経から順に障害される。Schwann細胞あるいはミエリンの選択的障害により脱髄や伝導ブロックを生じる場合でも、長い神経のほうが障害される確率が高い。ハンセン病では皮膚温が低い部位の障害が強い。

　単ニューロパチーの例は第52～56項、58項などで解説する。いずれのニューロパチーでも、疾患の鑑別や病態の評価には、まず神経伝導検査が行われる。

図　末梢神経障害診断のアルゴリズム

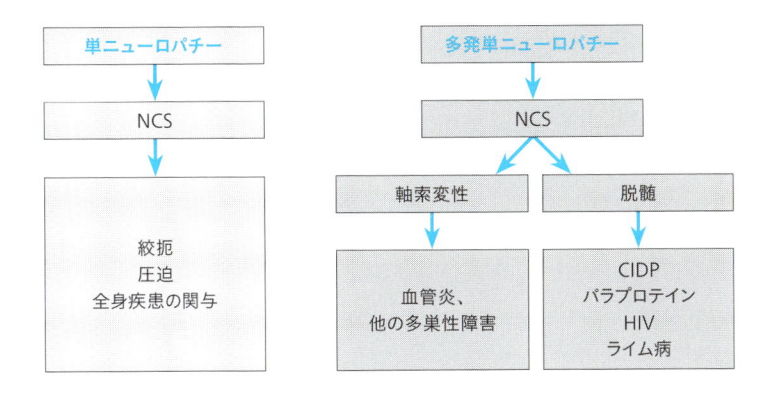

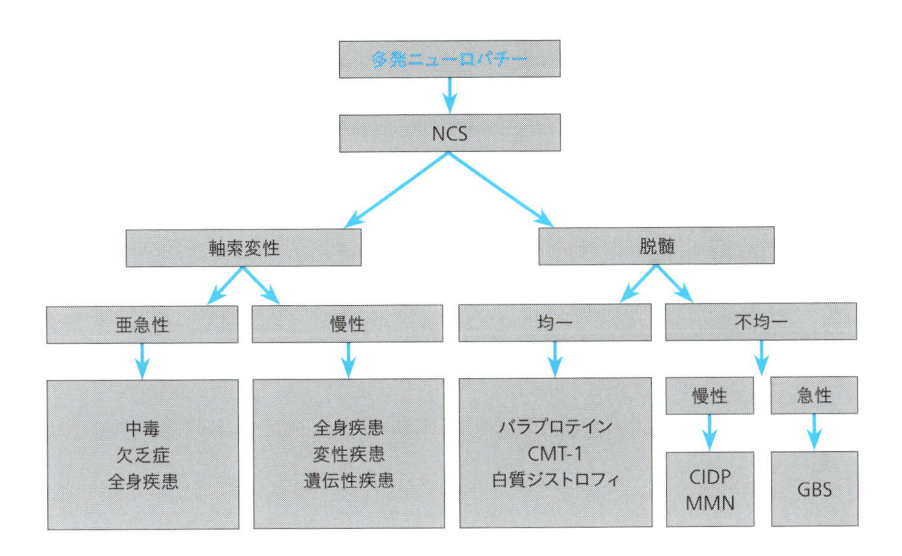

```
単ニューロパチー
    ↓
   NCS
    ↓
  絞扼
  圧迫
  全身疾患の関与
```

```
多発単ニューロパチー
    ↓
   NCS
   ↙   ↘
軸索変性   脱髄
  ↓       ↓
血管炎、   CIDP
他の多巣性障害  パラプロテイン
          HIV
          ライム病
```

```
多発ニューロパチー
       ↓
      NCS
    ↙     ↘
 軸索変性    脱髄
  ↙ ↘     ↙ ↘
亜急性 慢性  均一  不均一
 ↓    ↓    ↓    ↙ ↘
中毒  全身疾患  パラプロテイン  慢性  急性
欠乏症 変性疾患  CMT-1        ↓    ↓
全身疾患 遺伝性疾患 白質ジストロフィ CIDP  GBS
                           MMN
```

52 手根管症候群①：存在診断

　手根管症候群（carpal tunnel syndrome; CTS）では、手根管部での正中神経への機械的絞扼をもとに、正中神経支配領域の欠落症状（感覚低下、筋萎縮）と刺激症状（痛みやしびれ）を呈する。

　第2指あるいは第3指に夜間増強する異常感覚や痛みが特徴的である。母指球筋の萎縮に手指の感覚障害が加わって、手指の巧緻運動障害を生じる。刺激症状を誘発するファーレン（Phalen）徴候やティネル（Tinel）様徴候が知られている。

　神経伝導検査により手根管部での伝導障害、すなわち手根管通過に伴う伝導遅延や伝導ブロックを検出する。手根管症候群では、まず局所で圧迫と血行障害による伝導遅延と伝導ブロックを生じ、次いで軸索変性が末梢側および逆行性に中枢側に及ぶ。一般に行われる神経伝導検査では、手関節刺激により短母指外転筋や第2指（第3指）からCMAPまたはSNAPを記録する。伝導経路中に手根管部が含まれるため、検討区間での伝導遅延を捉えることにより、手根管部伝導障害の存在を電気生理学的に裏付けできる。これを効率良く視覚的に捉える方法には、環指法や虫様筋/骨間筋法などがある。

①環指法：環指掌側は橈側が正中神経、尺側が尺骨神経により支配される。感覚神経伝導検査逆行法を用いて、第4指上の記録電極から両神経手関節刺激時のSNAPを記録し比較する。

②虫様筋/骨間筋法：第25項参照

参考文献
1) 長谷川 修：手根管症候群の診断. MB Orthop 2009; 22（13）: 33-42.
2) 長谷川 修、ほか：手根管症候群の神経伝導検査. 末梢神経 2001; 12: 55-60.

図1　手根管症候群でみられる主な症状

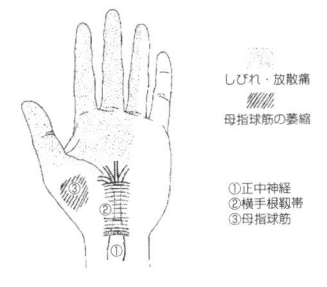

しびれ・放散痛
母指球筋の萎縮

①正中神経
②横手根靱帯
③母指球筋

母指球筋の萎縮と第1指～第4指橈側を中心とした痛みやしびれがみられる。

図2　環指法

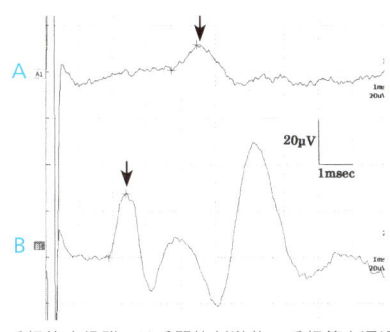

A

B

20μV
1msec

手根管症候群では手関節刺激後、手根管を通過する正中神経SNAPは振幅が小さく潜時が長い（A）のに対して尺骨神経SNAPは正常の振幅と潜時を示す（B）。

図3　虫様筋/骨間筋法による手根管症候群記録例

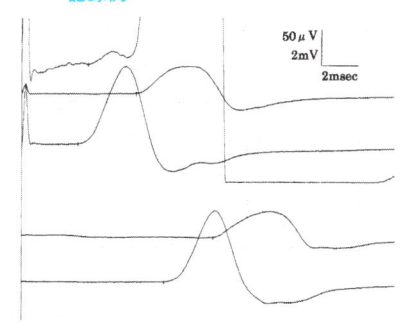

50μV
2mV
2msec

上段から手関節正中神経刺激による指神経SNAP、虫様筋CMAP、尺骨神経刺激による骨間筋CMAPを示す。下2つは、肘部刺激による虫様筋CMAPと骨間筋CMAPを示す。正中神経潜時は尺骨神経潜時より3msecくらい長く、正中神経SNAPも小さい。

Column　Phalen徴候とTinel様徴候

①Phalen徴候：手関節屈曲により手根管がさらに狭くなることを利用して、指のしびれを誘発する方法。30秒程度の負荷をかける。
②Tinel様徴候：本来は、神経障害後の再生先端部位を叩打するとその末梢に電撃感を感じることをTinel徴候と呼ぶ。ここでは、手根管症候群で障害された手根管部を叩打したときに電撃感を感じることを診断に役立てる。

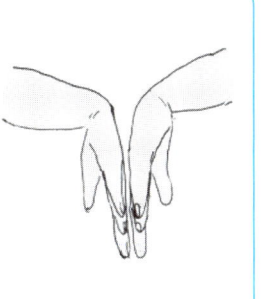

53 手根管症候群②：量的診断

　手根管症候群の量的評価は、手根管の近位と遠位で電気刺激することにより行う。記録点は、手根管遠位の短母指外転筋上あるいは第2（3）指、手根管近位の肘部正中神経幹上に置く。いずれも、手根管の両側で電気刺激することにより、手根管を挟まない伝導は軸索変性の程度を、手根管を挟む伝導は軸索変性と手根管部伝導障害の総和を表現する。

　手根管を挟む伝導検査と手根管を挟まない伝導検査の引き算により伝導ブロックが評価できる。

　手根管症候群では概して、第2虫様筋の障害は短母指外転筋より軽い。これは、主に手根管内での線維束の位置の違いによるが、末端経路の長さの影響も考えられる。

　糖尿病患者では手根管部伝導障害が増加するが、手根管部伝導障害があるにもかかわらず、手根管症候群特有の自覚症状を訴えない例が多い。

　手根管症候群で生じる主な症状は、夜間に増強する手指のしびれと痛み、母指球筋の萎縮である。したがって、堪えがたいしびれと痛みは手術適応となる。一方、軸索変性が進行すると、その後の陰性症状の回復に時間がかかり、かつ不完全であることから、母指球筋の萎縮（短母指外転筋CMAPの振幅低下）を生じている例では、手術が考慮される。手根管開放術を行えば、術後3カ月以内に同部伝導障害が改善され痛みが軽快する。手術により、しびれや痛みといった感覚神経の陽性症状は比較的速やかに消失するが、筋萎縮はすぐには回復せず、しばしば不完全であることを理解しておく必要がある。

参考文献
1) 長谷川 修, ほか：手根管症候群の神経伝導検査. 末梢神経 2001; 12: 55-60.
2) 長谷川 修, ほか：正中神経手根管部を挟むinching刺激と肘部からの神経活動電位記録による手根管症候群の評価. 神経内科 2000; 52: 341-343.

図1 手掌刺激を加えた運動神経伝導検査（短母指外転筋記録）

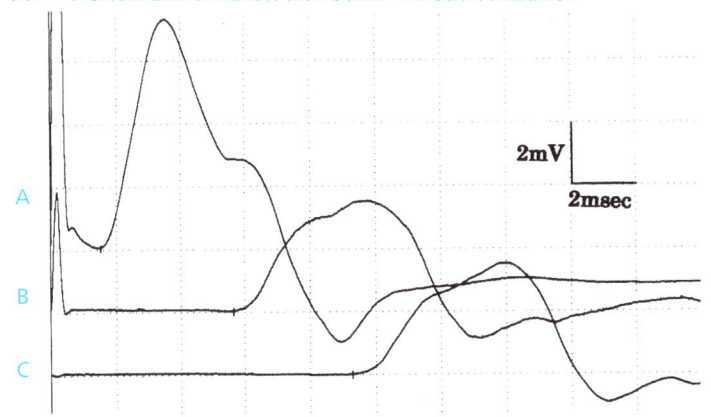

A
B
C

手関節刺激（B）で遠位潜時延長がみられる。手掌刺激時（A）のCMAP振幅は軸索変性の程度を、手掌刺激時（A）と手関節刺激時（B）のCMAP振幅差は伝導ブロックの程度を表す。Cは肘刺激。

図2 手根管症候群および健常者でのインチング刺激、肘記録検査
A
B

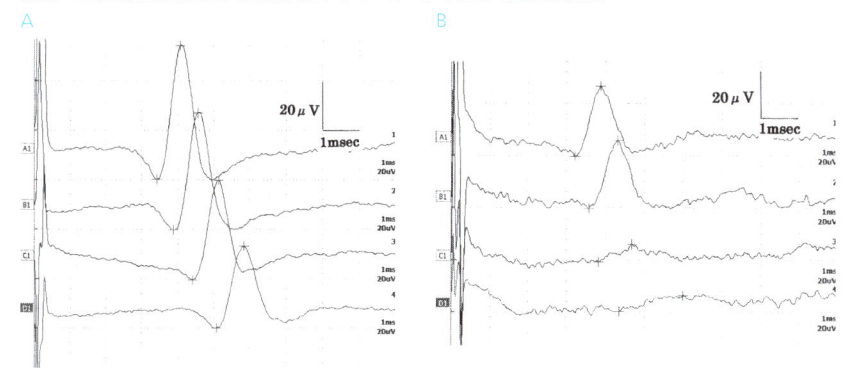

A：健常者、B：手根管症候群患者。手根管を挟んで2cmごとに刺激点をとり、肘上部から記録した。Aでは手根管をまたいだ記録でも軽度の振幅低下にとどまるが、Bでは手根管部で高度の伝導ブロック所見がみられる。
（第26項）

54 肘部尺骨神経障害①：スクリーニング検査

　肘部尺骨神経は表在で可動域が大きく、かつ線維膜の多いところを走行することから、過伸展や圧迫に伴う神経障害を来たしやすい。狭義の肘部管の他にいくつかの絞扼好発部位が存在し、これらの部位での絞扼を総称して肘部尺骨神経障害と呼ぶ。尺骨神経は、多発ニューロパチーの一部としても単ニューロパチーとしても障害が起る。両者の鑑別には正中神経との比較を行うと良い。

| 正中神経との比較 |　通常の正中神経および尺骨神経の運動・感覚神経伝導検査が行われる。さらに、虫様筋/骨間筋法（第25項）や環指法（第52項）を用いることにより正中神経と尺骨神経とを簡便に比較することができ、異常を検出するのに役立つ。

| 異常所見の解釈 |　尺骨神経支配筋の肉眼的萎縮、第5指から第4指尺側に限局した感覚低下といった身体所見とともに、尺骨神経伝導検査でCMAPないしSNAPの振幅や伝導速度が低下していることは、何らかの尺骨神経病変の存在を示唆する。

| SNAP振幅の重要性 |　手－指間で測定したSNAP振幅は肘部尺骨神経障害に伴うWaller変性の程度を反映する。手背枝により支配される手指背側の感覚が障害を免れる場合は、Guyon管など手関節以遠の病変（第56項）を示唆する。

| CMAP振幅の意味 |　小指外転筋や背側骨間筋で記録されるCMAP振幅は、当該筋萎縮の概略を表す。ただし、運動神経がゆっくり減少した場合には残存運動単位の肥大化により代償され、運動単位数減少ほどに筋萎縮やCMAP振幅低下が目立たないことが多い。

| 周辺区間での神経伝導検査 |　前腕部に加えて、肘を挟む10cm区間での運動神経伝導検査が勧められている。10cm以外の距離でも良いが、長いと異常検出感度が低下し、短いと速度測定誤差が大きくなる。インチング刺激により

不連続性を観察するほうが確かである。

参考文献
1) 長谷川修、ほか：上肢の神経伝導検査：虫様筋・骨間筋法の応用. 神経内科 1999; 50: 460-463.
2) 長谷川修、ほか：肘部尺骨神経ニューロパチーの絞扼点. 神経内科 1999; 50: 401-403.

図　尺骨神経の走行と機能

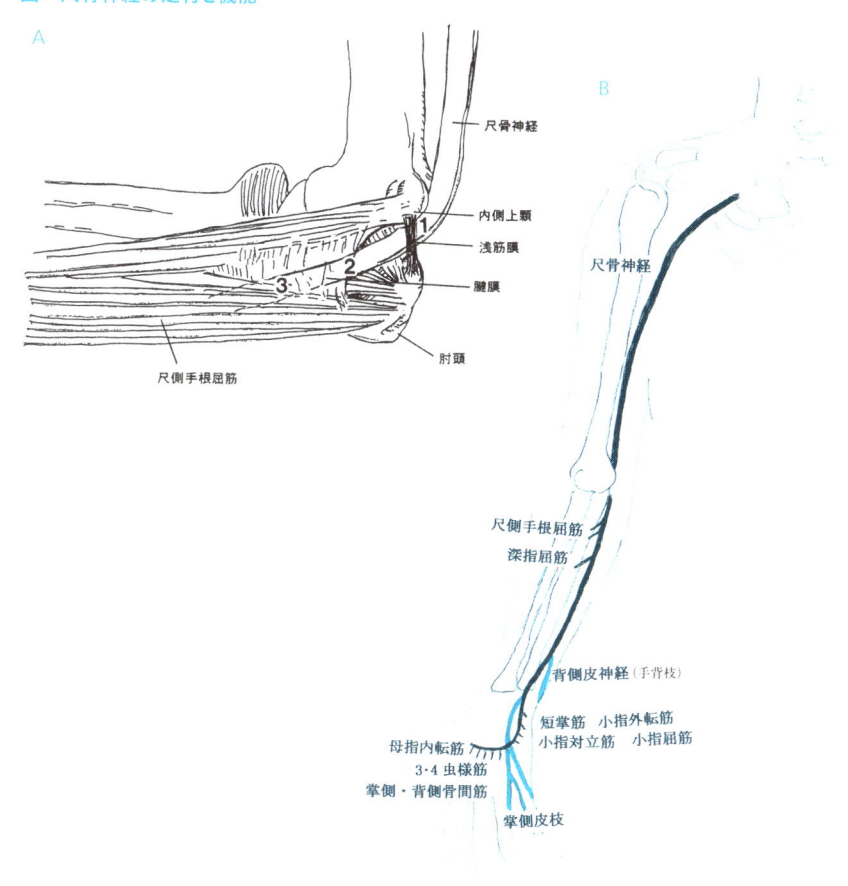

A：絞扼好発部位
1は尺骨神経溝、2は狭義の肘部管、3は尺側手根屈筋縁に相当する。
B：尺骨神経の支配筋および感覚支配領域
運動枝と感覚枝（●色）を含む。

55 肘部尺骨神経障害②：インチング刺激検査

　絞扼点の局在診断にはインチング刺激を用いた運動神経伝導検査が簡便かつ極めて有用である。記録筋として小指外転筋より背側骨間筋、とくに第4背側骨間筋が使用しやすい。

|検査のコツ|　手技上の要点は、①検査中肘90°屈曲および手指同一姿勢を保持する、②神経経路に沿って刺激点を設置する、③十分な刺激強度を用いるの3点である。巻尺を用いて刺激点をマークし、一連の刺激がすべて終了するまで上肢の姿勢を変えない。前腕中央〜肘下3cmでは神経幹が皮下深いところを走行するので、しばしば強刺激を要する。肘伸展位では神経がたるむため、偽の局所性伝導遅延所見を呈する（第46項）。

|刺激点の間隔と評価|　限局した伝導障害の有無を探索するには手関節から5cmごとに、絞扼点の同定には内側上顆－肘頭線を中心として2cmごとに刺激点をとることが勧められる。CMAPの変化は伝導ブロックと軸索変性とに分けて評価する。すなわち、絞扼点より遠位での刺激により得られるCMAPの大きさから軸索変性の程度が、絞扼点を挟んだ刺激により得られるCAMP記録の差から伝導遅延や伝導ブロックの程度が知れる。

|絞扼点の局在|　内側上顆－肘頭線を中心に考え、そのすぐ近位に尺骨神経溝、1〜3cm遠位に狭義の肘部管に相当する腱膜が、4〜6cm遠位に尺側手根屈筋（FCU）の縁が、それぞれ絞扼点として存在する（第54項図）。

|Martin-Gruber吻合（MGA）の存在|　前腕近位で前骨間神経を経由する正中神経から尺骨神経への運動吻合枝が存在することがあり、MGAと呼ぶ。尺骨神経のインチング刺激検査で前腕近位部に伝導ブロックが存在するかのような所見を呈するが、肘部で正中神経を電気刺激するとブロックを穴埋めするCMAPが得られる（第15項）。

|経時的検査による回復の確認|　筋萎縮がなければ、保存的治療法として肘部神経幹の過伸展を防ぐ意味で肘部サポーターの夜間装用が有効な場合がある。

客観的な効果判定にはインチング刺激を用いた神経伝導検査でフォローする。

参考文献

1) 長谷川修、ほか：正中神経−尺骨神経吻合（Martin-Gruber吻合）存在時にみられる運動神経伝導検査所見. 神経内科 1999; 51: 384-386.
2) 長谷川修、ほか：尺骨神経伝導検査は肘屈曲位で行う必要がある. 神経内科 1998; 49: 274-276.
3) 長谷川修、ほか：運動用サポーター夜間装用による肘部尺骨神経ニューロパチー改善の神経伝導検査記録. 脳神経 2000; 52: 379-382.

図　インチング刺激検査（小指外転筋記録）

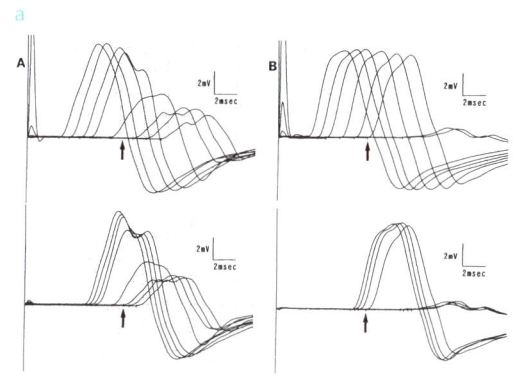

a：絞扼点を挟んだ刺激により得られるCAMP記録
矢印が内側上顆−肘頭線での刺激を示す。上段は5cmごと、下段は2cmごとに刺激点をとった。Aでは同線のやや遠位、Bではやや近位に伝導障害がみられる。絞扼点より遠位刺激時に得られるCMAP振幅がやや低下していることから軽度の軸索変性の存在、肘近位刺激でCMAP振幅に60%（A）あるいは95%（B）程度の低下がみられ、伝導ブロックの程度が知れる。

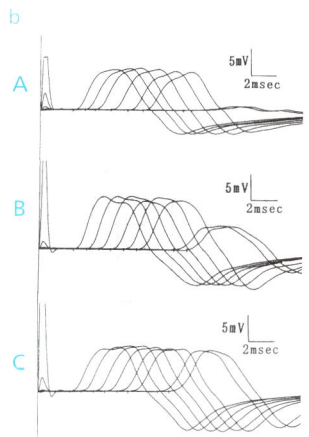

b：経時的検査による回復の確認
Aでは尺骨神経溝部に著明な伝導遅延とブロックがみられたが、保存療法により3カ月後（B）、1年後（C）には明らかに回復に向かっている。

56 Guyon管症候群

　尺骨神経は手関節のやや遠位でGuyon管（尺骨神経幹）を通過する。Guyon管は豆状骨と有鉤骨鉤の間に存在する骨線維性トンネルを指す。尺骨神経はGuyon管内で、掌側の第5指および第4指尺側を支配する感覚枝（浅枝）と小手筋の大部分を支配する運動枝（深枝）に分かれる。運動枝はさらに、小指球筋への枝を出した後、筋腱性アーチを潜って、骨間筋・虫様筋や母指球筋の一部に到る終枝となる。したがって、同じGuyon管内でも障害部位によって臨床像が異なる。

| 症例 |　56歳女性例を呈示する。右第5指と第4指尺側に電撃痛および持続痛を生じ、さらに右手指を用いた動作が不自由になった。右手骨間筋の軽度萎縮と握力低下およびGuyon管部でのTinel様徴候が観察された。

　尺骨神経伝導検査で、手関節刺激、第5指記録のSNAPは振幅60μV、速度51m/secと正常であった。運動神経伝導検査では手関節刺激時に、小指外転筋から遠位潜時2.8msecに振幅12mV（基線—陰性頂点間）のCMAPが記録されたのに対し、第4骨間筋記録で振幅3mVと小さくなり、第2骨間筋記録では振幅1mVとさらに小さくなるとともに遠位潜時が6.5msecにまで延長した。第4骨間筋記録で手関節から肘上まで5cm間隔でインチング刺激を行ったが、伝導ブロックや局所的伝導遅延はみられなかった。

　MRI画像では、有鉤骨鉤の尺側からやや近位にかけて17×10×8mmの囊状病変がみられ、ガングリオンと考えられた。本例は臨床的に深枝のみが障害されるShea分類のtype IIに相当した。Guyon管症候群の約半数がこの型に該当する。

　Guyon管部に生じたガングリオンのほか、ロフストランド杖などによる同部への過重が原因となることもある。

参考文献
1) 長谷川 修、ほか: Guyon管遠位症候群の神経伝導検査. 神経内科 2010; 72: 639-640.
2) 長谷川 修、ほか: 尺骨神経管（Guyon管）症候群の神経伝導検査. 神経内科 2000; 53: 563-565.

図1 右尺骨神経伝導検査所見

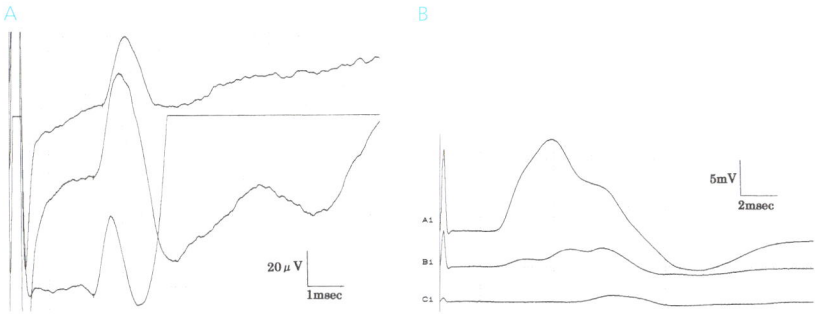

A：感覚神経伝導検査
上から順に、正中神経、尺骨神経、同手背枝。いずれも十分なSNAPが得られている。
B：運動神経伝導検査
手関節刺激により、上から順に小指外転筋、第4骨間筋、第2骨間筋での記録。次第に振幅が低下するとともに、第2骨間筋では潜時が延長している。

図2 ガングリオン（MRI画像）

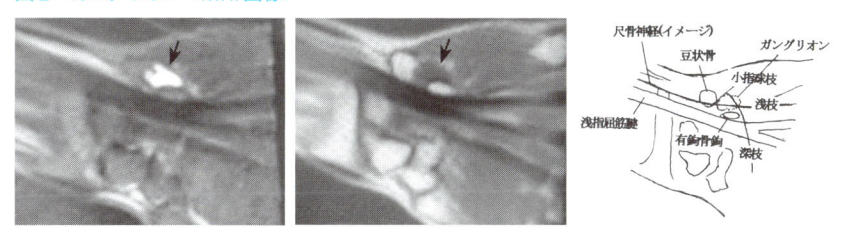

有鉤骨鉤の尺側からやや近位にかけて嚢状病変（矢印）がみられた。T2、STIRで著明にhigh、T1でlowであり、ガングリオンと考えられた。

57 前脊髄動脈症候群、胸郭出口症候群

　前脊髄動脈症候群では、髄節性運動ニューロパチーのような神経伝導検査所見を呈することがある。下部頸髄に生じる髄節性の運動感覚障害がみられるが、神経伝導検査では、極めて小さなCMAPとは対照的に、正常のSNAPが記録される。

　上下肢を支配する運動神経は脊髄前角に細胞体があるが、感覚神経の細胞体は脊髄外の後根神経節に存在する。傷害髄節の運動神経は前角障害により末梢に向かってWaller変性が進み、支配筋CMAPは小さくなる。一方、感覚神経は細胞体とその末梢側軸索が正常機能を保持するため、たとえ症状があっても感覚神経伝導検査では異常がみられない。白質障害による下肢の運動・感覚障害も軽度で、宙づり型の病像をとることになる。

　胸郭出口症候群による神経障害は、頸肋や靱帯などにより、腕神経叢の下神経幹が慢性的に圧迫されることにより生じる。若年から中年の女性に多く、ほとんどが一側性である。運動障害が主で、正中神経支配の母指球筋がもっとも強く障害される。C8Th1領域の線維が障害されることにより、小手筋の萎縮に加えて、手指と前腕尺側のしびれや感覚低下を伴う。

　神経伝導検査では、同じC8支配筋でありながら、Th1支配を含む正中神経支配小手筋が尺骨神経支配小手筋より高度に障害される。一方SNAPは、C6、C7支配の第2指では正常で、C8支配の第5指で高度低下に陥る。こうした病変分布は、胸郭出口症候群に特徴的である。尺骨神経SNAP振幅が低下していることは、病変が後根神経節より遠位に存在することを示す。

参考文献
1) 長谷川 修、ほか: 前脊髄動脈症候群の末梢神経伝導検査. 神経内科 1998; 49（Suppl.1）: 62-63.
2) 長谷川 修、ほか: 胸郭出口症候群の神経伝導検査. 神経内科 2003; 58: 519-520.

図1 前脊髄動脈症候群
①ガドリニウム造影後のMRI画像　②右正中神経伝導検査

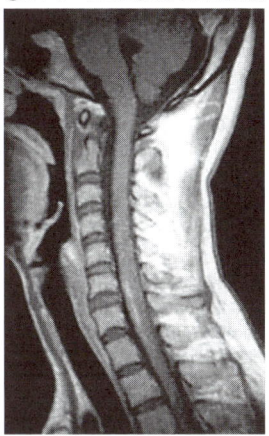

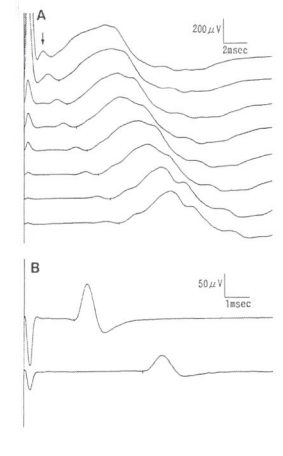

A：正中運動神経インチング刺激検査
高度に振幅が低下したCMAPの前にSNAP（矢印）が描出されている。
B：感覚神経伝導検査
手関節（上）・肘部（下）で電気刺激し、感覚障害を呈する第2指から記録した（逆行法）、正常振幅をもつSNAPが記録される。

下部頸髄が腫脹し、C6C7椎体レベルで頸髄内の腹側が造影される。

図2　胸郭出口症候群の神経伝導検査所見

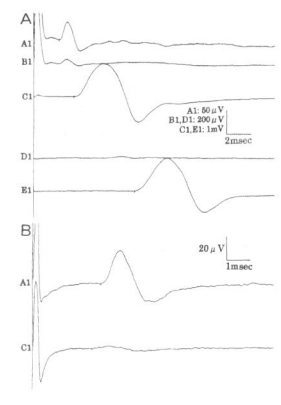

A：虫様筋/骨間筋法（第25項）
上から、手関節正中神経刺激時のSNAP、第2虫様筋CMAP（2L）、尺骨神経刺激時の第2骨間筋CMAP（2I）、肘上部正中神経刺激時の2L、尺骨神経刺激時の2Iを示す。2Lはほとんど得られず、2Iも振幅が低下しているのに対して、第2指からのSNAPは正常であった。
B：感覚神経伝導検査逆行法
手関節で正中神経を電気刺激し第2指から記録したSNAPが正常である（上段）のに対して、尺骨神経を電気刺激し第5指から記録したSNAPは極めて小さかった（下段）。

Column　前脊髄動脈症候群と胸郭出口症候群

①前脊髄動脈症候群：脊髄を支配する動脈には前および後脊髄動脈がある。前脊髄動脈は脊髄の前2/3を栄養するため、同動脈が閉塞すると当該髄節の脊髄前角・側索・脊髄視床路が障害され、とくに前角障害が強く起こる。
②胸郭出口症候群：鎖骨周辺で腕神経叢が血管とともに圧迫されて生じる。多くは下神経幹が障害され、C8Th1の刺激症状と欠落症状が出現する。

58 下垂足

　腓骨頭部での総腓骨神経麻痺時に、通常の短趾伸筋記録による運動神経伝導検査を行うのみでは必ずしも神経障害に関する十分な情報が得られない。下垂足の主原因筋である前脛骨筋でのCMAP記録や浅腓骨神経からのSNAP記録を併せて行うことが望まれる。

　臨床的には、下腿の外側から足背ならびに第5趾を除いた足趾背側にかけての感覚が障害され、足関節および足趾の背屈ができなくなる。

　腓骨頭付近の神経圧迫障害部より遠位で電気刺激し、前脛骨筋で記録したCMAPは、残存している同筋への運動神経数を反映し、麻痺の予後を表す。圧迫部を挟んでのCMAP振幅の変化は、伝導ブロックの程度を反映する。一方、下腿で刺激し足背で記録した浅腓骨神経SNAPの振幅は感覚神経の大径有髄線維密度を表し、もっとも鋭敏な軸索変性の指標となる。圧迫性の総腓骨神経麻痺では、感覚枝はしばしば運動枝より強く障害される。

　圧迫に伴って軸索障害を生じた場合には、障害部位より遠位の神経にWaller変性を生じ、この変化は10日あまりで完成する。呈示例では、短趾伸筋および前脛骨筋ともに腓骨頭部で約50％の伝導ブロックがみられた。しかし、遠位部刺激によるCMAP振幅に左右差がみられなかったことから、運動神経には明瞭な軸索消失を伴わず、圧迫部での伝導ブロックが主体の一過性神経伝導障害（neurapraxia）であり、麻痺は予後良好と考えられた。

　一方、浅腓骨神経では圧迫遠位部のSNAP振幅低下がみられたことから、感覚神経には中等度の軸索障害を生じていたものと考えられる。しかしこれも、自他覚的感覚障害を残すには至らなかった。

　前脛骨筋の障害は必ずしも短趾伸筋障害と同等ではない（第44項）ため、別々に評価することが必要である。また同時に、運動枝と感覚枝の両者を評価することにより、障害評価と予後判定に有用な情報がもたらされる。

参考文献

松本俊介、ほか：腓骨頭部での総腓骨神経麻痺の神経伝導検査. 神経内科 2000; 53: 297-298.

図　腓骨神経伝導検査結果〔いずれも上段が右、下段が左での記録〕

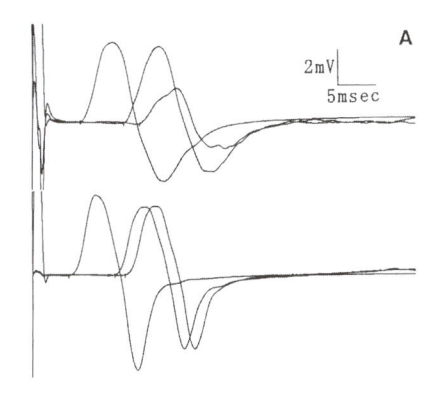

A: 短趾伸筋で記録した運動神経伝導検査（刺激点は、順に足関節、腓骨頭下部、膝窩部）
B: 前脛骨筋で記録した運動神経伝導検査（腓骨頭〔3番目〕を中心に、2cmごとに刺激点をとった）
C: 浅腓骨神経、中間背側皮枝で記録したSNAP
A、Bで右側の腓骨頭近位に約50％の伝導ブロックがみられるが、遠位刺激点のCMAP振幅は左側と変わらず、運動神経に軸索変性は生じていない。Cで右側のSNAP振幅が低下し、感覚神経に中等度の軸索変性が生じていることを示す。

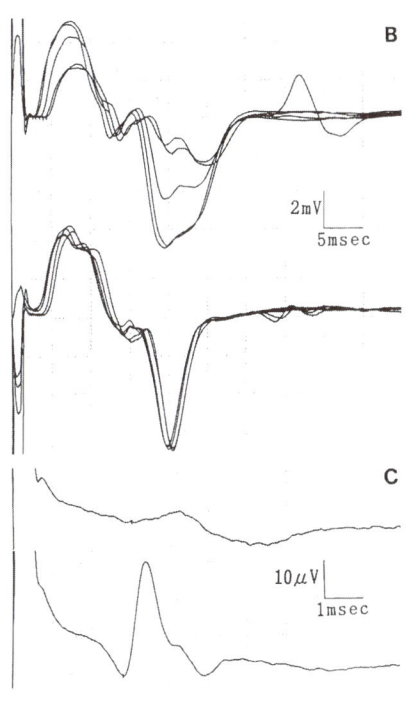

59 Guillain-Barré症候群

　Guillain-Barré症候群（以下、GBSと略）の典型例では、脱髄を中心とした末梢神経の伝導障害を生じるが、神経幹内の10〜20%の線維が健在であれば最大伝導速度は保たれる。したがって急性期の運動神経伝導検査では、最大伝導速度低下よりも、伝導ブロックの存在やF波の異常を検出することが重要である。一方、いわゆる軸索型GBSでは、CMAP振幅の高度低下が認められるものの、伝導ブロックは記録されない。

脱髄型と軸索型
　脱髄型GBS（acute inflammatory demyelinating polyneuropathy; AIDP）では、伝導ブロックや絞扼好発部位などでの振幅低下と波形変化がみられる。ときに著明に遅延したF波がみられる。軸索型GBSは急性運動（感覚）ニューロパチー（acute motor〔-sensory〕axonal neurpathy; AMAN, AMSAN）と呼ばれ、CMAP振幅がびまん性に低下するが、伝導ブロックは認めない。F波は誘発されないことが多い。

伝導ブロックの検出
　健常正中神経の場合、肘部刺激でCMAP振幅は手関節刺激に比べて平均7%（最大20%）しか低下しない。局所的伝導障害の有無を知るには、インチング刺激によりCMAPの振幅と潜時を検討すれば良い。伝導ブロック所見が得られた場合には、さらに近位2点での刺激を行っておくと、説得力のある記録を残すことができる。

脱髄と軸索変性の鑑別
　CMAP振幅低下は、軸索変性のほか最遠位部での脱髄に伴う高度伝導ブロックによっても生じ得るが、その場合にはしばしば他部位にも伝導障害を伴う。両者の鑑別には、さらに針筋電図所見や経時的変化が有力な情報を与える。

F波
　脱髄型GBSでは、神経根を含む近位部での伝導障害のため、しばしばF波の遅延や消失が認められる。一方軸索型においても、びまん性の軸索障害のため、CMAP振幅の低下とともに、F波の誘発が困難となることが多い。

参考文献
1) 松本俊介、ほか: Guillain-Barré症候群典型例（脱髄型）と軸索型における神経伝導検査. 臨床脳波 1998; 40: 749-751.
2) 薄 敬一郎、ほか: Guillain-Barré症候群における神経伝導障害とその回復. Clin Neurosci 2000; 18: 32-34.

図1 AIDP典型例での運動神経伝導検査記録　　図2 軸索型GBS例での運動神経伝導検査記録

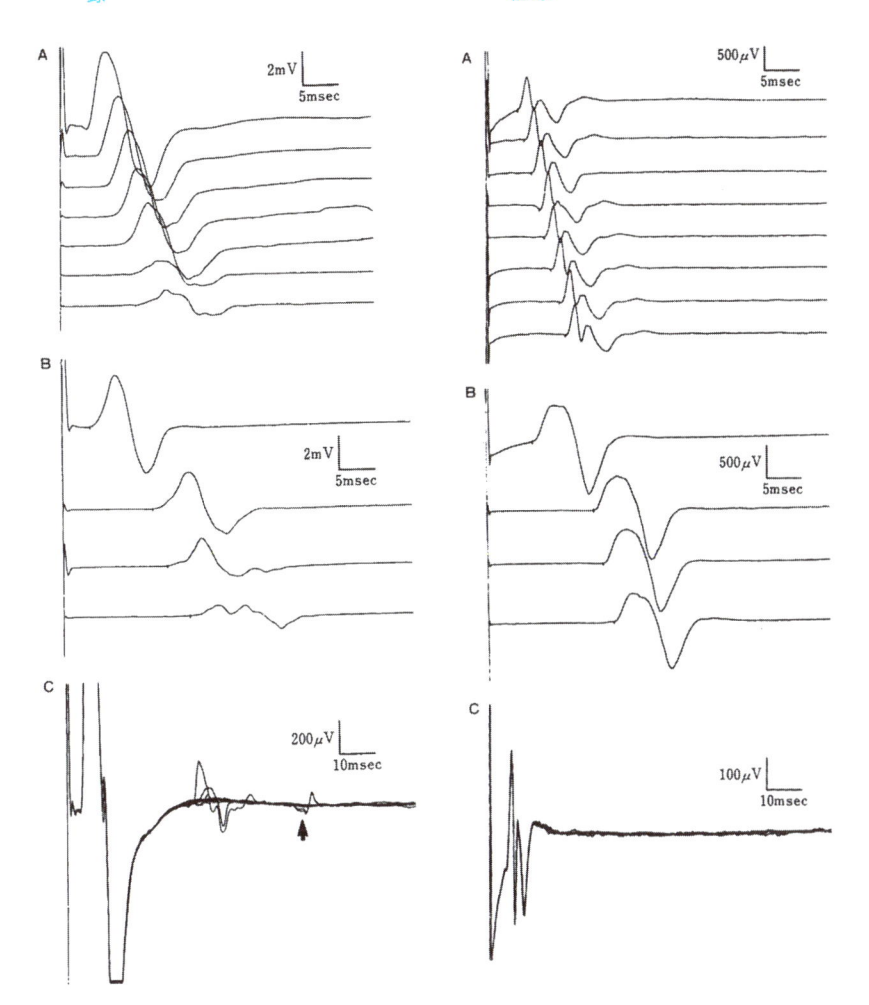

A: 右尺骨神経。手関節から順に5cm間隔で刺激点を近位に移動しつつ記録した。徐々に振幅が低下しているが、とくに5番目と6番目の間で振幅の変化が著明で、伝導ブロックの存在が示唆される。
B: 右腓骨神経。足関節、腓骨頭遠位5cm、腓骨頭、腓骨頭近位5cmで刺激した。腓骨頭周辺で振幅の低下と波形変化がみられる。
C: 右正中神経手関節刺激時のF波記録。ときに著明に遅延したF波（矢印）がみられる。

記録法は図1と同じ。
A: 右尺骨神経
B: 右腓骨神経。振幅はびまん性に低下しており、伝導ブロックを認めない
C: 右尺骨神経手関節刺激時の記録。F波は誘発されない。

60 慢性脱髄性ニューロパチー①：CIDP、CMT-1

CIDPとは 慢性炎症性脱髄性多発ニューロパチー（chronic inflammatory demyelinating polyneuropathy; CIDP）は、後天性の脱髄疾患で、亜急性または慢性に進行（慢性進行型）、あるいは再発と寛解を繰り返す（再発寛解型）四肢の運動・感覚障害を呈する。四肢の腱反射は低下ないし消失し、脳脊髄液検査では蛋白細胞解離を認める。

運動神経伝導検査では遠位潜時の延長、伝導速度低下、F波の消失や潜時の延長、伝導ブロック、異常な時間的分散など脱髄を示唆する所見を認める。ステロイド療法、血液浄化療法、免疫グロブリン静注療法などの免疫療法による臨床症状の改善は診断を支持する。

CMTとは 遺伝性運動感覚ニューロパチー（hereditary motor-sensory neuropathy; HMSN）はCharcot-Marie-Tooth（CMT）病とも呼ばれる。CMT-1は脱髄型、CMT-2は軸索変性型を呈する。

同じ脱髄疾患でも、先天性のCMT-1では病変が均一であり、腓腹神経生検所見では高度の有髄線維密度の低下と節性脱髄、onion bulb形成がびまん性にみられる。一般的に正中神経伝導速度は38m/sec以下、CMAP振幅は軽度低下を示す。

運動神経伝導速度は両疾患とも健常者の50％程度に低下する。インチング刺激検査により、CIDPでは局所的に伝導ブロックや伝導遅延がみられるのに対して、CMT-1では均一な伝導遅延所見がみられ、伝導ブロックが存在すれば、CIDPの病態を併せもつものと考えられる。

参考文献
1) 長谷川 修、ほか: 慢性炎症性脱髄性多発ニューロパチー（CIDP）と遺伝性運動感覚性ニューロパチー1型（HMSN-1）の電気生理学的所見の比較. 脳神経 1999; 51: 411-414.
2) 長谷川 修、ほか: 慢性炎症性脱髄性多発ニューロパチー（CIDP）および血管炎性ニューロパチーの神経伝導検査所見の特徴. 末梢神経 1999; 10: 157-162.

図 インチング法による尺骨神経伝導検査所見

A：CIDP　　　　　　　　　　　　　　　　　　B：CMT-1

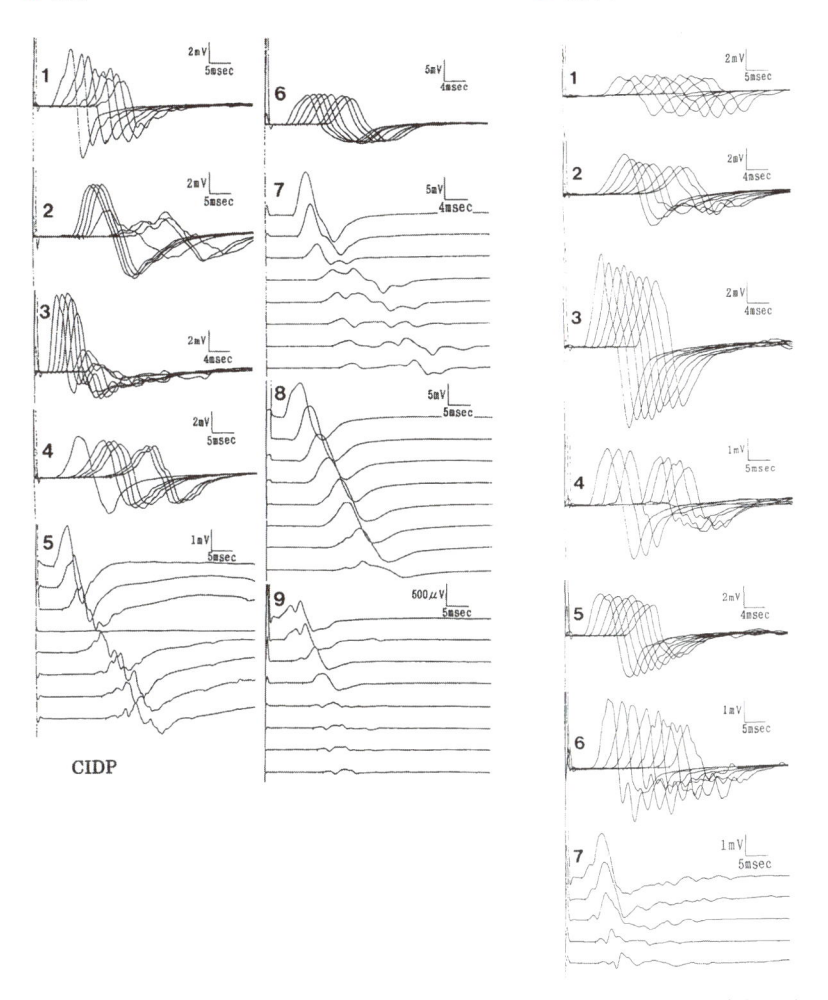

Aでは局所的伝導遅延や伝導ブロックがみられる。BではCIDPを合併していると考えられる患者7を除いて、いずれも均一な伝導速度低下を呈する。患者4の4番目の刺激は不十分。

> **Keyword　CMT病**
>
> 足部中心に下腿以下の筋萎縮と潜在的な感覚障害を特徴とする先天性多発ニューロパチー。様々な遺伝形式があり、脱髄型・軸索型など多くの疾患を含む。

61 慢性脱髄性ニューロパチー②：CIDP、CMT-1

CMAP変化 伝導速度および遠位部刺激時に得られるCMAP振幅の低下は、CIDPとCMT-1とで同程度となる。しかし、後天性疾患であるCIDPは局所性炎症に伴う脱髄病変の集簇であるため変化が不均一であり、伝導ブロック所見が多くみられる。先天性のCMT-1では伝導速度低下は一様であり、高度に伝導速度が低下した線維でも伝導性が保たれている。

経時的変化 CIDPは局所性炎症の消長により伝導検査所見も変化する。CMTでは電気生理学的所見に短期的変化がない。CMT-1ではCMAP振幅の低下、すなわち脱髄とともに生じた軸索変性による神経線維数減少が臨床症状を発現する主原因と考えられている。

F波 CMAP波形の記録をみると、CIDPでは様々な遅延電位が混入するためF波がわかりにくくなるが、CMT-1では遅延したF波が明瞭にみられる。

神経活動電位 感覚神経伝導検査では両疾患ともしばしばSNAPが検出困難となる。多くの場合、マイクロニューログラフィ（第79項）を用いると複合神経活動電位を記録できる。いずれも高度の脱髄と有髄線維密度の低下をきたす病態であるが、CIDPでは脱髄が多巣性の分布をとり、同一神経幹内でも正常像から高度の脱髄とonion bulb形成像に至る幅広い変化を呈し得る。炎症所見は生検標本の半数余りにみられるが、その程度は必ずしも強くない。CIDPもCMT-1も、予後を決めるのは合併する軸索変性の程度である。

参考文献
1) 長谷川 修、ほか：慢性炎症性脱髄性多発ニューロパチー（CIDP）と遺伝性運動感覚性ニューロパチー1型（HMSN-1）の電気生理学的所見の比較. 脳神経 1999; 51: 411-414.
2) 長谷川 修、ほか：慢性炎症性脱髄性多発ニューロパチー（CIDP）および血管炎性ニューロパチーの神経伝導検査所見の特徴. 末梢神経 1999; 10: 157-162.

図　運動神経伝導検査でみられる遅延電位の分布とマイクロニューログラフィによる神経活動電位記録

A：運動神経伝導検査でみられる遅延電位の分布

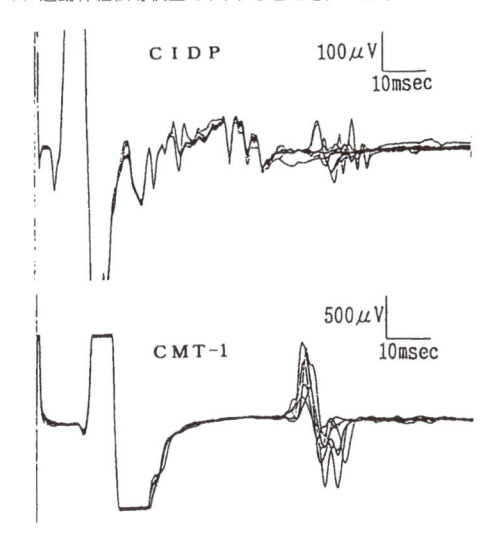

B：マイクロニューログラフィによる神経活動電位記録

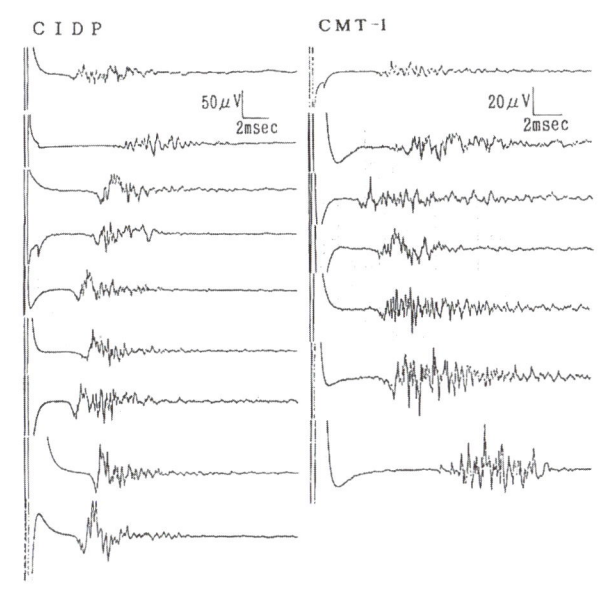

62 慢性脱髄性ニューロパチー③：MAG-SGPG陽性多発ニューロパチー

　特発性単クローン性γグロブリン異常症（monoclonal gammopathy of undetermined significance: MGUS）は、70歳以上の約3%にみられる比較的ありふれた病態である。IgM分画の単クローン増加の場合、その50〜60%にMAG（myelin associated glycoprotein）抗体陽性者がみられ、脱髄性ニューロパチーを呈する。

　臨床的には、高齢の男性に多く、痛みを伴わない緩徐進行性のソックス型に始まる全感覚障害が前景に立つ。深部腱反射は消失するが、粗大筋力は比較的保たれる。とくに深部感覚障害が強く、しばしば運動失調性ニューロパチーの臨床像をとる。肥厚した神経を触れることも稀ではない。免疫組織学的には、髄鞘の表面にM蛋白の沈着がみられる。IgM抗MAG/SGPG抗体を伴う一群でも、臨床像はMAG抗体のみの場合とほぼ同一である。SGPG（sulfated glucuronyl paragloboside）はミエリンと軸索の双方に親和性をもつ抗体であると推測されている。糖蛋白のMAGと糖脂質のSGPGとには、しばしば互いに交叉抗原性がみられる。

　MAG-SGPG抗体陽性ニューロパチーの神経伝導検査は、感覚神経優位・遠位優位に比較的均一かつ高度の神経伝導速度低下がみられ、伝導ブロックや局所的伝導遅延所見がないことから、CMT-1と類似した所見を呈する。表面法では感覚神経活動電位を導出できないが、マイクロニューログラフィ（第79項）により記録可能となる。

参考文献

長谷川 修、ほか: MAG/SGPG抗体陽性の慢性進行性脱髄性ニューロパチーでみられる神経伝導検査所見の特徴. 神経内科 2001; 55: 279-282.

図　神経伝導検査所見

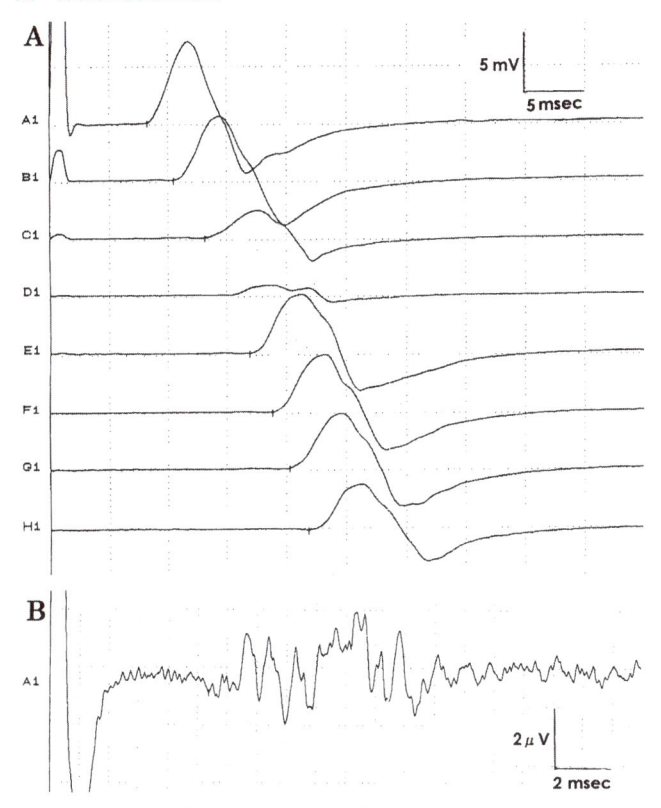

A：正中神経で5cmごとのインチング刺激記録
3/4番目は刺激不足。遠位潜時が高度に延長し、伝導ブロックを伴うことなく、伝導速度が遠位優位にびまん性に低下している。
B：尺骨神経幹内記録で、高度の神経活動電位振幅低下と時間的分散がみられる。手関節刺激により肘上部から記録した。

> **Keyword　MAG抗体関連ニューロパチー**
>
> IgMパラプロテイン血症に伴う多発ニューロパチーは、比較的高齢発症で慢性進行性の経過をとる。多くが同時に抗SGPG抗体陽性となる。

63 糖尿病患者でみられる神経障害：総論

簡易診断基準と病期分類　糖尿病性多発神経障害は代謝障害などに基づく末梢神経細胞および線維の消失を主病変とする。糖尿病でみられる末梢神経障害は多発神経障害を中心に、様々な絞扼性神経障害や炎症性神経障害などが加わることにより成り立つ。糖尿病性多発神経障害の簡易診断基準（表）では、症状・症候項目とは別に、2神経以上の神経伝導検査で1項目以上の明らかな異常がある場合に神経障害ありと判断することになっている。

多発神経障害　糖尿病患者では、血糖管理の悪さとその期間に応じて下肢遠位優位に神経機能低下を生じる。軸索変性病変ではCMAPやSNAP振幅が低下するとともに、大径線維の消失や絞輪部脱髄などに伴って伝導速度も低下する。慢性脱神経の場合には、代償により各運動神経の筋支配領域が拡大するため、運動神経数減少の割にCMAP振幅低下が目立たない。実際の糖尿病患者では、さらに節性脱髄や高血糖に伴う機能性神経伝導速度低下などが加わるため、速度と振幅の直線関係にはある程度の幅を伴う。血糖管理が進行予防の最重要対策である。糖尿病性多発神経障害は下肢遠位部から始まるため、腓骨神経、脛骨神経の順に障害が進み、上肢筋の障害は遅れて出現する。伝導速度低下のみの場合は回復可能性をもつが、CMAPあるいはSNAP振幅低下を生じている場合の回復は難しい。

絞扼性ニューロパチー　糖尿病状態では、絞扼好発部位での神経圧迫に伴う伝導障害の頻度が増す。慢性炎症性脱髄性多発ニューロパチー（CIDP）や血管炎の合併も同様に増加する。絞扼はとくに女性の手根管部で高頻度にみられる。糖尿病というだけで正中神経遠位潜時延長の頻度が増すが、糖尿病患者では手根管部伝導障害が存在しても手根管症候群特有の手指のしびれや痛みを訴えない場合が多い。

参考文献

長谷川 修：糖尿病性神経障害——神経機能検査. 日本臨床 2010; 68（増刊号9）: 594-599.

表　糖尿病性多発神経障害の簡易診断基準（「糖尿病性神経障害を考える会」作成）

必須項目：以下の2項目を満たす	
1	糖尿病が存在する
2	糖尿病性神経障害以外の末梢神経障害を否定しうる
条件項目：以下の3項目のうち2項目以上を満たす場合を"神経障害あり"とする	
1	糖尿病性神経障害に基づくと思われる自覚症状
2	両側アキレス腱反射の低下あるいは消失
3	両側内踝振動覚低下 10秒以下

図　糖尿病患者における運動神経伝導速度指標（PNI-R）と感覚神経活動電位振幅指標（SNI）の関係

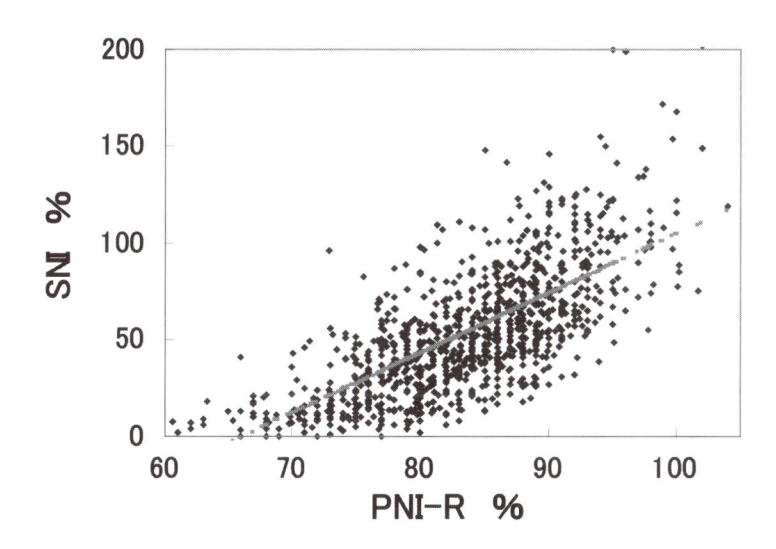

PNI-R、SNIともに4神経での測定結果につき対健常者平均値比を求め、それらを平均した値（％）である。両者は相関するが、決定係数は0.5程度で、伝導速度には血糖値などの要因も関与する。伝導速度が30％程度低下する状態では、振幅がほぼ0になる。

64 糖尿病患者で行う運動神経伝導検査

　糖尿病神経障害は長さ依存性の特徴をもつが、様々な修飾因子が加わるため障害程度は部位により差を生じる。そのため、神経障害度の評価にはできるだけ多くの神経を用いることが望まれる。しかし、各施設でのマンパワー不足のため検査時間が十分に確保できない場合には、脛骨神経と腓腹神経を用いることが勧められる。

| 運動神経伝導検査の実際 |　通常、正中、尺骨、脛骨、腓骨神経で行う。次の4つが測定項目となる。①前腕あるいは下腿区間の伝導速度、②手あるいは足関節刺激時のF波潜時、③手あるいは足関節刺激時のM波（CMAPとほぼ同義）潜時（遠位潜時）、④M波振幅である。

| CMAP振幅 |　CMAPは対象領域で収縮した筋線維活動の総和を表す。軸索変性の進行に伴い筋萎縮を呈しCMAP振幅が低下する。通常遠位刺激と近位刺激とでほぼ同じCMAPが得られるが、脛骨神経では生理的にも近位刺激時の振幅が30％までの範囲で低下しうる（第47項）。この現象には、伝導距離の長さ、脛骨神経支配筋の分布の広さ、構成線維の線維径分布などが関与している。近位点刺激で波形が変化する、時間的分散が極めて大きいなどの場合には、脱髄の要素が含まれている。局所性脱髄を検出するには、必要に応じてインチング刺激を行う。

| 運動神経伝導速度 |　最も多く用いられる指標である。健常者値の目安は、前腕で60m/sec、下腿で50m/secである。伝導速度は皮膚温の影響を受けるので、冷たい手足は温める必要がある。伝導速度低下は下肢から進行するが、軸索変性のほかに糖尿病では高血糖自体も影響する。

参考文献
1) 森 泉、ほか: 糖尿病性ニューロパチーの進行と手根管部伝導障害. 脳神経 1998; 50: 933-935.
2) 長谷川 修: 糖尿病性ニューロパチーと足壊疽. 整・災外 2005; 48: 1263-1271.
3) 長谷川 修、ほか: 糖尿病神経障害での神経別伝導検査異常と全体的異常との関係. 末梢神経 2011; 22: 72-77.

図1 臨床的評価

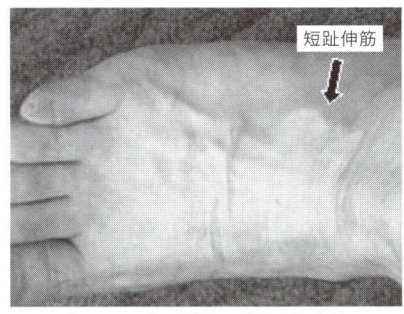

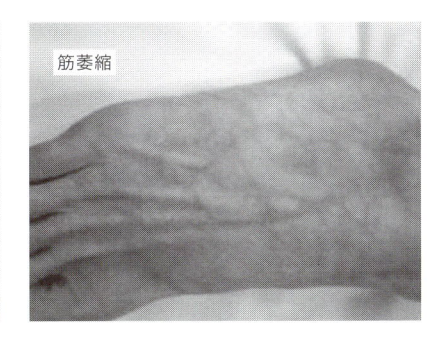

足趾を背屈させて短趾伸筋の萎縮を観察する。

図2 糖尿病患者での正中神経伝導検査項目相互の関係

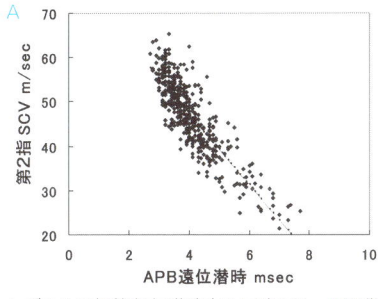

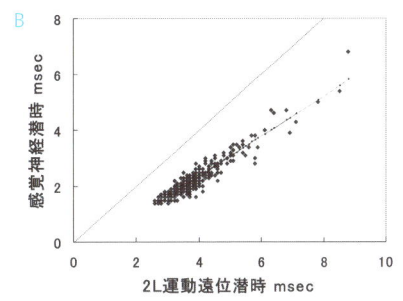

いずれも手根管部伝導障害を反映する。A: 通常法によるAPB遠位潜時と（手関節−第2指）SCVの関係（r=-0.85）。B: L/I法による2L運動遠位潜時と感覚潜時の関係（r=0.95）。原点を通る直線はy=xを表す。

図3 伝導速度とCMAP振幅の関係

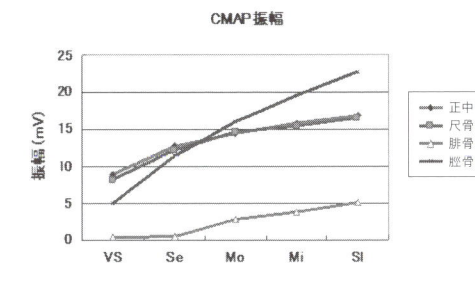

運動神経伝導速度指標（PNI-R; 第63項参照）により、VS（70％以下）、Se（79％以下）、Mo（84％以下）、Mi（89％以下）、Sl（90％以上）に分けると、伝導速度低下に伴うCMAP振幅低下は脛骨神経で最も大きい。

65 糖尿病患者で行う感覚神経伝導検査

　検査は通常、正中・尺骨・腓腹・浅腓骨神経などで行う。感覚神経では、刺激は1カ所で良い。通常1回刺激できれいな波形を記録し、加算は行わない。記録電極の陰極と陽極間の距離は3cmが良い（第7項）。

　糖尿病患者では、神経障害の程度に応じてSNAP振幅も伝導速度も低下する。手根管部伝導障害を合併しやすく、手根管を挟んだ伝導記録と挟まない伝導記録により、病変を軸索変性と手根管部に生じた伝導障害とに分離して評価する。下肢のSNAPは健常者でも比較的振幅値が低く、糖尿病患者の数％では腓腹神経からSNAPを記録できなくなる。

　糖尿病性多発神経障害の程度を知るための感覚神経伝導検査には、腓腹神経または尺骨神経が使用しやすい。脛骨神経とペアで腓腹神経を検査することが勧められる。正中神経は手根管部伝導障害が加わりやすく、全身の神経障害の代表とはなりにくい。糖尿病であることにより手根管部伝導遅延の頻度は確実に増加するが、手根管部伝導障害の程度と多発神経障害の電気生理学的重症度との相関は低く、糖尿病状態そのものが手根管部伝導障害の危険因子になるのであろう。

　糖尿病性神経障害に伴う臨床症状は、しびれや痛みといった陽性症状と感覚低下や筋萎縮といった陰性症状とに分けられる。後者は神経障害の重症度を反映する。前者は患者を悩ませるが、症状が強いことは必ずしも神経障害が高度であることを意味しない。神経障害の程度を客観的に評価する指標が神経学的検査と神経伝導検査である。

参考文献
1) 長谷川 修、ほか: 糖尿病性多発ニューロパチーの重症度評価に適した神経. 末梢神経 2006; 17: 28-32.
2) 長谷川 修: Microneurographyの糖尿病性ニューロパチーへの応用. Brain Nerve 2009; 61: 255-262.
3) 長谷川 修、ほか: 糖尿病性ニューロパチーにおける複合筋活動電位（CMAP）と感覚神経活動電位（SNAP）振幅の低下. 神経内科 2006; 65: 485-488.

図1 臨床的評価
A：アキレス腱反射　　　　　　　　　　B：母趾での振動覚検査

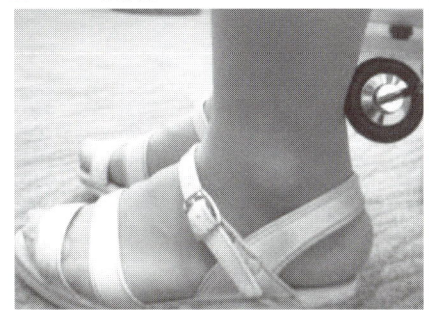

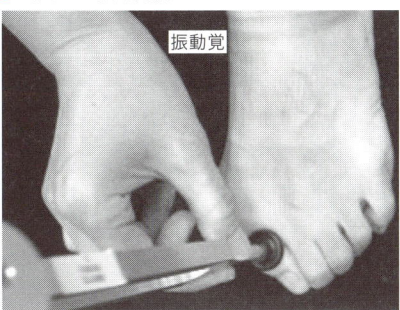

図2　CMAI（CMAP振幅指標）とSNI（SNAP振幅指標）の関係
いずれも健常者平均値が100%。

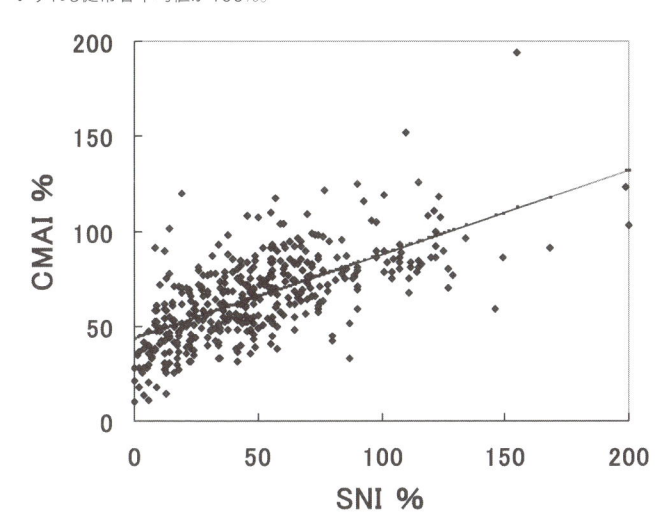

ニューロパチーの進行に従い、まずSNIが低下し、遅れてCMAIが低下する。

66 血管炎性ニューロパチー

　血管炎では、神経支配血管の障害により、末梢神経断面内に部分的虚血を生じる。急性期には当該部位で伝導ブロックがみられるが、間もなくWaller変性が完成し、軸索変性像のみとなる。軸索変性からの回復期には、刺激閾値が極めて高く伝導速度が遅い再生線維が出現する。

　血管炎性ニューロパチーでは、虚血の程度に応じた軸索変性を生じる。急性期に検査を行うと局所的伝導障害が検出されるが、血管炎性ニューロパチーでみられる神経伝導ブロックは、圧迫に伴うブロックとは異なり、ブロック上下での波形が相同である点を特徴とする。横断面内に非障害線維が残存するため、ブロック部での伝導速度低下がみられない。

　筋萎縮からの回復期には、伝導速度が低下し刺激閾値が高度に上昇した遅延電位がみられ、軸索変性から再生途上の線維と考えられる。その存在は、単ニューロパチー後に軸索再生が進んでいることを示す重要な徴候と考えられる。同様の特徴をもつ電位は、肘部尺骨神経ニューロパチーの術後回復期にも観察される。

　血管炎を生じる疾患群のうち、古典的結節性動脈周囲炎（PN）、顕微鏡的多発血管炎（MPA）、Churg-Strauss症候群、non-systemic vasculitic neuropathy（NSVN）などは、しばしば多発単ニューロパチーを呈することで知られている。急性期には虚血部で伝導ブロック所見が得られる。神経長軸上ではごく一部のみに病変を生じ、少なくとも初期においてはその近位および遠位は健常である。神経短軸上では、完全な横断性となることは少なく、むしろ不規則な不完全横断となる。神経筋接合部の障害が早期に起こるため、運動神経では神経伝導検査で比較的早期から軸索変性所見を呈する。発症から1～2週間のうちにWaller変性が急速に進行することにより、伝導ブロックから高度の軸索変性所見へと移行する。

参考文献
1) 長谷川 修、ほか: 慢性炎症性脱髄性多発ニューロパチー（CIDP）および血管炎性ニューロパチーの神経伝導検査所見の特徴. 末梢神経 1999; 10: 157-162.
2) 長谷川 修、ほか: 血管炎性ニューロパチーにおける運動神経伝導検査所見の経過. 末梢神経 1998; 9: 109-113.

図1　尺骨神経伝導検査

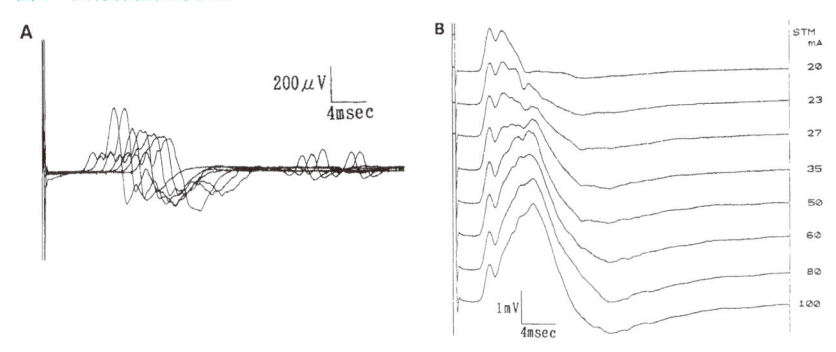

A：急性期の5cm間隔インチング刺激法。2番目と3番目の刺激点間に伝導遅延を伴わない伝導ブロックがみられる。
B：発症約1年後、軸索変性回復期のCMAP波形。手関節刺激。20mA刺激では主波形のみがみられ、強刺激により初めて後期成分が描出された。

図2　左尺骨神経伝導検査の経時的変化

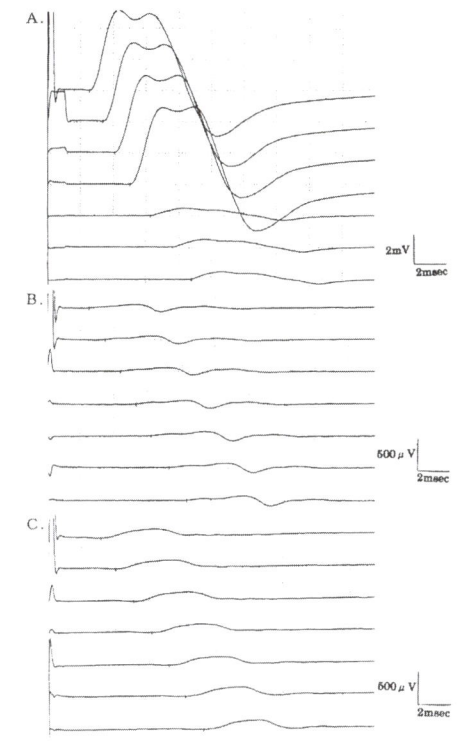

A：発症3日目
B：9日目
C：36日目。
Aで手関節から15〜20cmに明瞭な伝導ブロック所見がみられる。BとCはWaller変性完成後で、軸索変性所見となっている。

67 癌と末梢神経

　がん患者では、腫瘍そのものによる神経圧迫や浸潤、さらに遠隔効果としての末梢神経障害、抗がん剤による神経障害などが起こりうる。

　傍腫瘍症症候群（paraneoplastic syndrome; PNS）のうち亜急性感覚性ニューロノパチー（subacute sensory neuronopathy; SSN）に代表される末梢神経障害の頻度がもっとも高い。女性に多く、SSNの90％では肺小細胞癌（small cell lung carcinoma; SCLC）が背景にあり、異常感覚や深部感覚障害を呈する。ニューロノパチーは上肢から全肢に広がり、しばしば高度障害に至る。抗Hu抗体を伴うことが多く、筋無力症候群（Lambert-Eaton myasthenic syndrome; LEMS）を合併することもある。病理学的には後根神経節にリンパ球浸潤、神経細胞変性、衛星細胞増殖を認める。末梢神経は軸索変性と脱髄所見が混在していることが多い。

　感覚運動型多発ニューロパチーを呈した場合の背景は様々であり、単クローン性γグロブリン血症を呈する血液細胞由来の腫瘍に伴う場合（第62項）や、起立性低血圧やイレウスなどの自律神経症状を前景とすることもある。慢性胃腸偽閉塞（chronic gastrointestinal pseudo-obstruction; CGP）は腸管粘膜にある神経叢を主病巣とするPNSと考えられ、抗HuまたはCV2抗体を有するSCLC患者でみられる。交感神経および副交感神経系が広汎に障害される例の一部で、胸腺腫あるいはSCLCに伴って抗ganglionic ACh-R抗体が検出される。

　抗がん剤使用に伴うニューロパチーには、シスプラチンのような後根神経節細胞体障害とビンクリスチンやタキサン系のような軸索障害とがある。前者では、長さに依存しない形で感覚神経が障害されるが、後者ではdying-back（後退）に伴い、感覚のみならず運動神経も障害される。

　末梢神経障害の多くは軸索変性型であるが、一部は脱髄性ニューロパチーの像をとる。

参考文献

長谷川 修：あなたならどうする自律神経の臨床「Guillain-Barré症候群と自律神経障害」．自律神経 2013；50：102-105．

表　末梢神経障害を呈する傍腫瘍症候群

古典的	非古典的
亜急性感覚性ニューロノパチー	急性感覚運動性ニューロパチー（Guillain-Barré症候群、腕神経叢炎）
慢性胃腸偽性閉塞症	亜急性/慢性感覚運動ニューロパチー
	単クローン性γグロブリン血症に伴うニューロパチー
	血管炎に伴うニューロパチー
	急性汎自律神経障害

図1　シスプラチン使用による軸索型感覚ニューロパチー

①虫様筋/骨間筋法　　②脛骨神経伝導検査

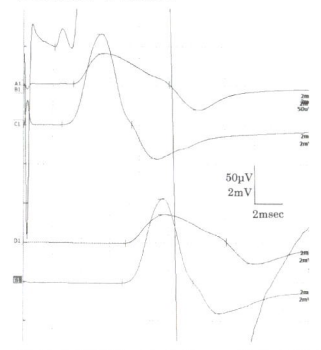

CMAPは正常であるが、一番上のSNAP振幅のみが20μV程度と小さい。　　大きな振幅をもつM波と、正常潜時でF波がみられる。

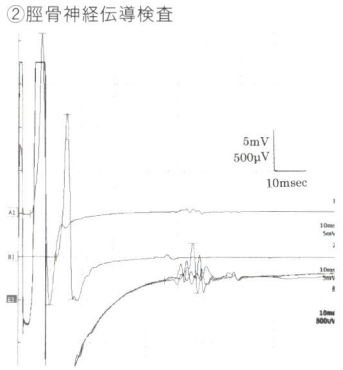

図2　CIDPの背景に悪性リンパ腫が存在した例の尺骨神経伝導検査記録

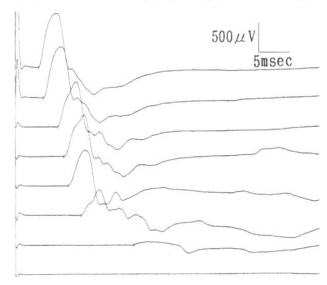

CIDP様の脱髄病変が示唆される。

> **Keyword　ニューロノパチー**
>
> 一般に末梢神経障害をニューロパチーと呼ぶが、後根神経節細胞や前角細胞など神経細胞体病変であることを強調する場合には、ニューロノパチーの用語を用いる。

68 重症疾患多発ニューロパチー〔critical illness polyneuropathy〕

　敗血症や多臓器不全あるいは全身性炎症反応症候群〔systemic inflammatory response syndrome; SIRS〕後にしばしば発生する運動麻痺で、主に軸索型運動性多発ニューロパチーand/orミオパチーの像を呈する。副腎皮質ステロイド〔corticosteroid〕や神経筋遮断薬の使用は発症の危険因子と言われている。

　多くの場合、人工呼吸器管理からの離脱困難や、鎮静からの解除後も四肢麻痺が残存することにより発見される。脱力は遠位筋に優位で、深部腱反射は低下ないし消失することが多く、脳神経系の障害は少ない。頸部を含む近位筋優位の筋力低下の場合はとくにミオパチーを考えるが、CK上昇は軽度にとどまる。

　運動神経伝導検査では、遠位潜時の延長、伝導速度の低下、著明なCMAP振幅低下と波形の陽性成分消失を特徴とする。CMAP振幅が低下するとともに、陽性相が目立たなくなる所見をsynchronized dispersionと呼ぶ。ポンプ機能の低下により、軸索機能障害と筋線維内伝導遅延を生じた結果と考えられ、高血糖が増悪因子とされる。感覚神経伝導検査ではSNAPは比較的保たれ、反復刺激試験は正常である。針筋電図では短持続・低振幅の運動単位電位がみられ早期に十分な干渉波形となる、いわゆる筋原性変化の像を呈する。Fibrillation potentialは時期により出現することもある。

　病理学的には遠位軸索障害が主で、炎症や一次性脱髄の所見は認めない。筋生検により、ミオシン消失の所見がみられる。Synchronized dispersionは筋線維内伝導速度低下によると考えられるが、この所見の存在が他の急性運動ニューロパチーとの鑑別になる。

参考文献
釘尾由美子、ほか: Critical illness polyneuropathyの電気生理学的所見の検討. 臨床神経生理 2011; 39: 91-97.

図　脛骨神経伝導検査

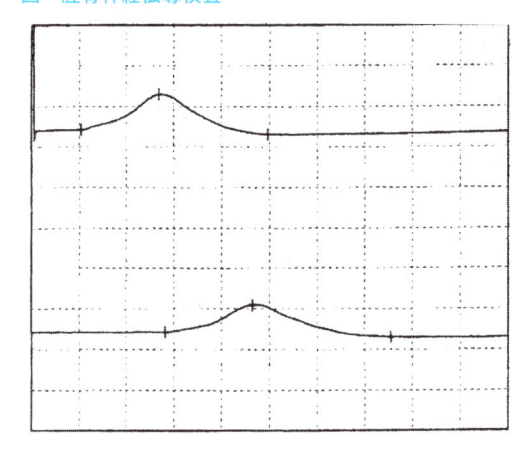

1目盛が2mV、5msec。足および膝刺激（参考文献より）。

表　重症疾患多発ニューロパチーの診断基準

下記①かつ②かつ③または④かつ⑤を満たす。
①ICU後脱力の基準を満たす。
②2つ以上の神経において複合筋活動電位の振幅が正常下限の80％未満。
③2つ以上の神経において感覚神経活動電位の振幅が正常下限の80％未満。
④神経伝導速度が正常ないしほぼ正常で，伝導ブロックが存在しない。
⑤反復神経刺激における減衰反応がない。

Stevens RD, et al. Crit Care Med 2009; 37: S299-308から引用。

69 顔面神経麻痺の評価

　末梢性顔面神経麻痺は、年間10万人あたり20人くらいの頻度で起こる。顔面神経は純運動神経であるが、他の神経と異なり線維束ごとに分かれていない。このため、障害後に修復・再生する際に線維間の混信を生じやすい。これが、共同運動（synkinesis）さらには片側顔面痙攣（hemifacial spasm; HFS）に発展する。全神経の2／3程度がWaller変性に陥っても概ね正常に回復するが、CMAP振幅が対側の10％以下になった場合は、再生に伴って混信伝導が発生する可能性に配慮する必要がある。検査はWaller変性が完成する発症10日後以降に行うと良い。

　眼輪筋や口輪筋には遠位腱が存在しないため、顔面神経伝導検査を通常の方法で行うと、きれいな陰性から始まるCMAPを記録できない。この問題を解決するには、鼻筋で記録すると良い。鼻筋使用の利点は、電極位置を変えることなく極性を変えるのみで両側顔面神経CMAPを比較できることにある。刺激は、耳介下半の前でも後ろでも良い。

　HFSは、顔面神経に対する慢性的負荷により顔面神経が過敏性を獲得し、その結果顔面神経幹内に自発放電と側方伝播あるいは混信伝導を生じ、一側顔面筋に同期したスパスムが出現する病態である。

　健常者の瞬目反射は、眼窩上神経刺激側の眼輪筋にR1およびR2が、対側眼輪筋にR2が誘発され、顔面他筋の筋収縮はみられても僅かである。これに対して、HFS例の瞬目反射では、眼窩上神経刺激後に眼輪筋のみならず他の同側顔面筋にも筋収縮を生じる。また、対側眼輪筋でR1、R2ともに誘発されることもある。HFSでは顔面神経はほとんど傷害されておらず、側方伝播は慢性刺激に伴う顔面神経核運動ニューロンの興奮性増加による。

参考文献

河島江美、ほか：片側顔面痙攣では瞬目反射で口輪筋にR1 and/or R2の振幅増大とスパスムを生じる. 臨床脳波 2004; 46: 91-94.

図1 顔面神経伝導検査の記録例（Bell麻痺後）

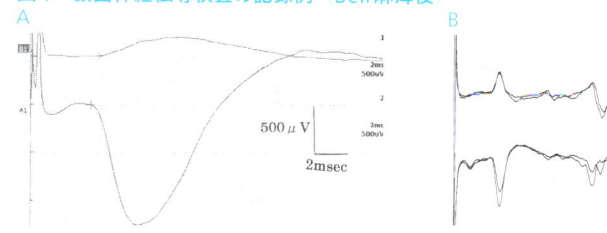

A：発症10日後。右鼻筋（上）および左鼻筋（下）から記録。顔面神経刺激により右では左の17%の振幅をもつCMAPしか得られていない。
B：発症1年後。右眼輪筋（上）および左眼輪筋（下）から記録。右三叉神経第1枝を刺激する瞬目反射では、両側眼輪筋でR1・R2が誘発され、synkinesisの存在が確認される。

図2 瞬目反射記録

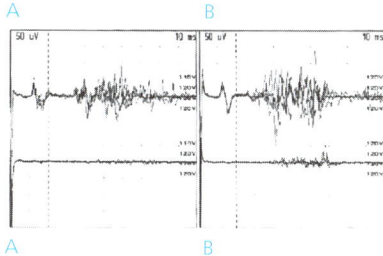

①：口輪筋R2振幅増大例。左HFS。

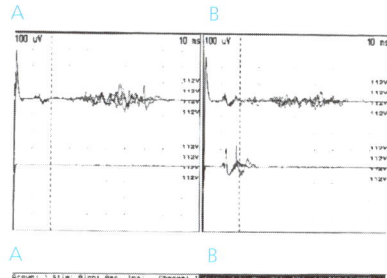

②：口輪筋R1振幅増大例。左HFS。左口輪筋に明瞭なR1とそれに続くスパスムが出現している。

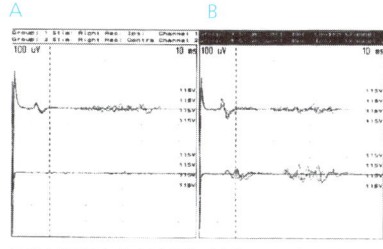

③：口輪筋R1・R2振幅増大例、左HFS。

Aは右眼窩上神経を電気刺激、Bは左眼窩上神経を電気刺激。それぞれ刺激側眼輪筋（上段）および口輪筋（下段）から記録した。

> **Keyword　共同運動（synkinesis）**
>
> 瞬目など、顔面筋の一部を収縮させようとしたときに、同側顔面他筋も収縮する現象。混信伝導に由来する。

70 重症筋無力症（MG）と筋無力症候群（LEMS）

　多くの筋電計は、反復刺激試験のデフォルトとして刺激回数を10回にセットしてある。刺激頻度も1Hz〜20Hzまで組み込まれている。

|重症筋無力症|　重症筋無力症（MG）は近位にある筋長の短い筋を用いた記録で、3Hz刺激を行うことによりもっとも振幅漸減現象（waning）を検出しやすく、それも5発目までにピークを迎える。したがって、顔面筋で3Hz、5発の反復刺激を行うことが有効である。顔面筋のほか僧帽筋は誘発反応を選択的に導出でき、他筋からの干渉も少ないので、好んで用いられる。

①鼻筋：表面電極を用いて活性電極を刺激側鼻根部に、基準電極を対側鼻根部に配置し、耳介下部の前または後で顔面神経を刺激する。

②僧帽筋：首から肩への移行部で筋の上面に活性電極を、肩甲骨肩峰近くの腱上に基準電極を配置し、胸鎖乳突筋後縁に沿って副神経を刺激する。患者は上半身をまっすぐにして腰掛け、上腕を内転位に保ったまま肘を伸展して自分の座っている椅子の下面を引っ張る。正常では、減衰しても5〜8％以下で、10％を正常限界とするのが一般的である。被検筋を冷却すれば、神経筋伝達が改善される。この現象は臨床的にcold testに相当する。筋収縮に伴う筋の形状変化により、容積伝導体としての特性が変化しただけでも誘発電位の波形が変動するため、一定姿勢の保持が必要である。

|筋無力症候群|　筋無力症候群（Lambert-Eaton myasthenic syndrome; LEMS）では、以前は50Hz刺激が行われたが、実際は単発刺激で十分である。筋力低下のある筋で安静時に1発刺激で小さなCMAPしか得られず、当該筋の最大随意運動を30秒程度負荷した後でもう1発刺激を行う。CMAP振幅が安静時の数倍以上になることで、振幅漸増現象（waxing）を証明できる。

参考文献
1) 森 泉, ほか：反復刺激試験における肢位と筋固定の影響. 脳神経 1999; 51: 867-870.
2) 長谷川 修：反復刺激試験. 神経筋電気診断の実際（馬場正之、園生雅弘編）, 星和書店, 東京, 2004, pp53-59.

図1　重症筋無力症での反復刺激試験

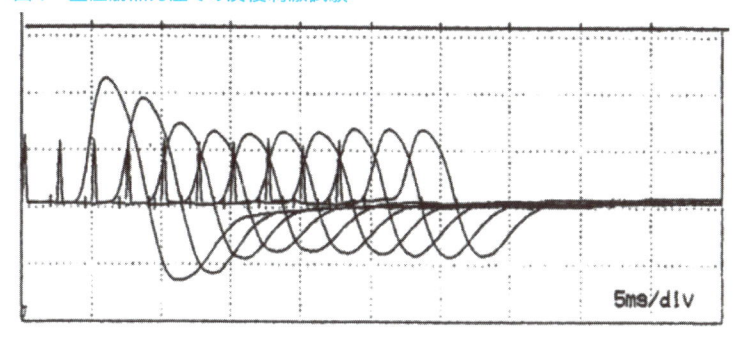

手関節で正中神経を3Hzで電気刺激、短母指外転筋から記録した。第5反応でほぼ最小のCMAPとなっている。

図2　筋無力症候群

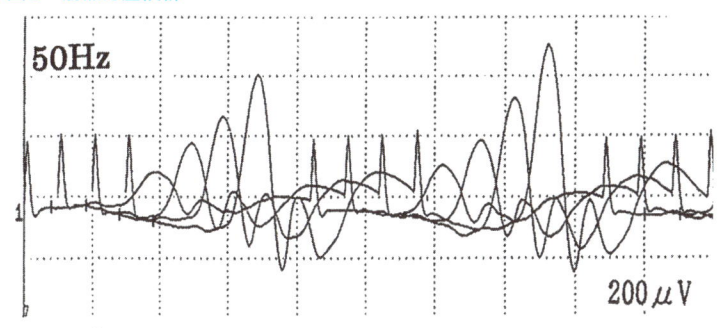

50Hzでの著明なwaxing。4発のみ刺激した。

図3　姿勢によるCMAPの変化

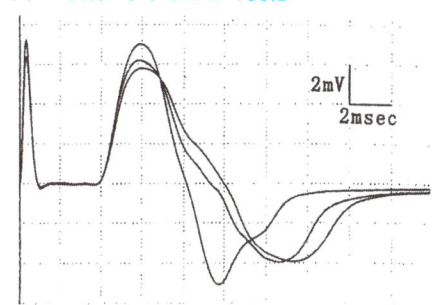

正中神経手関節刺激、短母指外転筋記録。振幅の大きい順に、母指外転位、中間位、内転位での記録。記録筋を短縮させたほうが筋線維ごとの収縮時間の差が小さく、振幅が大きく持続の短い波形となる。

Column ②

電極を置く場所がわからない？

　神経伝導検査では、刺激点と記録点を神経幹上ないしその支配筋上に置く。

　刺激は神経幹上のどこで行っても良いが、皮膚上から神経幹に刺激を届けることが必要である。刺激点は、できるだけ神経幹が皮下浅いところを走行している部位で、神経幹の真上から行う。刺激電極が神経幹から遠いと、強刺激が必要となる。橈骨神経で運動神経伝導検査を行うときは、刺激点がいずれも皮膚から遠く、前腕近位や上腕では筋の脇からかなり強い刺激を入れる必要がある。目的筋の収縮が確認できないときは、刺激位置を若干動かしてみると良い。最も弱い刺激で活動電位を誘発できる場所の真下に神経幹が存在する。

　通常の筋電計では100mAまで刺激強度を上げることができるが、それでも不十分なときは刺激パルス幅を通常の0.2msecから0.5msec、1msecまで広げる。刺激点を変えるたびに、刺激強度を0から徐々に上げることは正しい手技であるが、直前の刺激部位での最大刺激強度付近から始めるのが実際的である。刺激回数を少なくするために、刺激頻度はデフォルトの1Hzよりやや遅くしておくと良い。最大上刺激であるとの自信が持てない場合は、もう20％くらい刺激強度を上げて確認する。

　もう一つのコツは、刺激電極を皮膚上から神経幹に向けて押し付けることである。刺激電極 – 神経幹の距離は少しでも短い方が良い。脛骨神経膝窩部、腓腹神経下腿後面、尺骨神経inching刺激での前腕上半などは神経幹が皮下深いので、刺激電極をとくに強く押し付けることが必要である。

　記録電極は、目的筋または目的神経幹上に置く。記録電極位置は、筋では随意収縮を課すことにより確認する。感覚神経逆行法では記録電極を置く所定の位置が決まっている。

第3章
応用編

応用編では、
神経伝導検査から通常より一歩進んだ情報を得たいときに
役立つ項目について解説しています。

71 直接遅延電位

 ニューロパチー患者で神経伝導検査を行うと、M波の後にさまざまな遅延電位が観察される。遅延電位の由来は、①当該運動線維自体の伝導速度が遅い、②経路上に局所的な伝導遅延が存在するほか、③安定部あるいは④不安定部で電位が反転する場合がある。
 ②は手根管部など遠位部のどこかに限局した伝導遅延がみられる場合である。手根管症候群の多くは、手関節より近位の伝導速度はほぼ正常に保たれている。③④では刺激点を近位に移動すると遅延電位の潜時が短縮する間接電位となる。その確認には、刺激点を3cm程度移動した記録を残すと良い。
 とくに遅れて出現するM波の一部はsatellite potentialと呼ばれ、刺激点を近位に移動するとM波と同様に潜時が長くなる。このような電位を直接遅延電位と呼ぶ。

| 直接遅延電位の特徴 |　　直接遅延電位は、手根管部伝導障害に伴って正中神経でみられることが最も多い。一定の潜時と波形をもちall or noneの出現様式をとる遅延電位は、運動単位電位の可能性が高い。遅延発生部位は、手根管などの絞扼部位が多いが、軸索遠位端近くでも高度の伝導遅延を生じることがある。
 稀には、測定区間で高度の伝導速度低下を伴う遅延電位もみられる。再生後間もないミエリンの薄い線維と考えられる。軸索障害後の神経再生過程で、運動軸索が筋まで到達すると近位から徐々に軸索径が太くなり、ミエリンも巻く。こうした電位は、針筋電図記録では新生運動単位（nascent unit）と呼ばれる、低振幅かつ長持続の多相性電位に相当する。時間経過とともに、ミエリンが厚くなり、さらに周囲の筋線維への再支配が進むことにより、振幅が大きく持続時間の長い運動単位電位となる。

参考文献
1) 長谷川 修、ほか：遠位潜時の長い遅延直接電位の伝導速度．神経内科 2006; 65: 591-592.
2) 長谷川 修、ほか：きわめて伝導速度の遅い遅延直接電位．神経内科 2007; 66: 403-404.

図1 M波と遅延電位（○）

M波より遅れて一定の電位が出現し、刺激点を近位に移動すると潜時が延長する。

A：37歳糖尿病男性の脛骨神経伝導検査

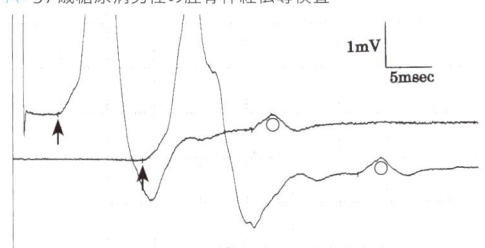

足関節刺激（上段）と膝窩刺激（下段）。

B：56歳糖尿病男性の腓骨神経伝導検査

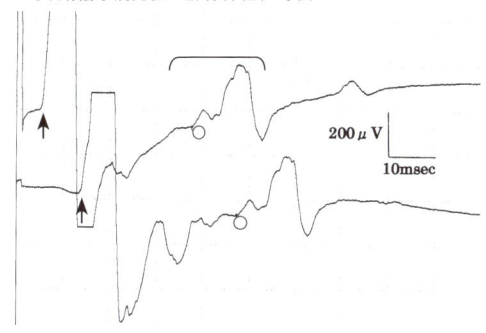

足関節刺激（上段）と腓骨頭刺激（下段）。ともにM波本体（↑）と遅延電位（○）との関係から、遅延電位が正常速度をもつことがうかがえる。

図2 極めて伝導速度の遅い遅延電位（↑）：79歳糖尿病男性の腓骨神経伝導検査

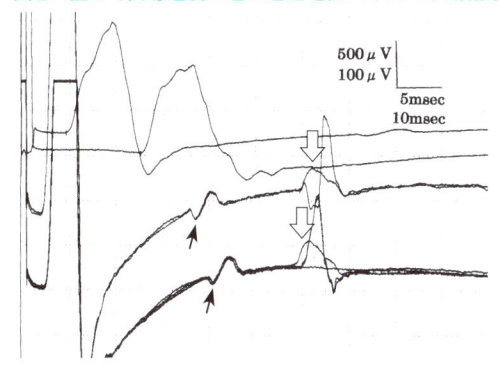

上から順に、足関節刺激、腓骨頭刺激、さらに足関節刺激とその25mm近位刺激時の記録を示す。M波や繰り返しF波（⇩）と比べて、伝導速度の遅いことがわかる。

72 間接遅延電位

　刺激点を近位に移動すると潜時が短くなる電位は間接電位と呼ばれ、反転波であることを意味する。間接電位には、F波、H波、C反射（第40項）のほか、A波や運動軸索上再興奮波（midmotoraxonal reexcitation）などが含まれる。

　これら遅延電位の鑑別には、刺激点を移動させる、同一刺激時の反応の一貫性をみる、刺激強度を変える、対刺激を行う、などが役立つ。反転波が同一経路を上行した後に下行する場合は、潜時が安定せず対刺激で衝突を生じる。別経路を通る場合は、一定の刺激強度では常に安定して電位が出現し対刺激でも衝突を生じない。

| 間接電位の特徴 |　間接電位には、生理的にみられるF波やH波のほかに、軸索分岐に伴うA波や一方向性の接触伝導、軸索上不安定部での再興奮波などがある。このうち、運動軸索上再興奮波は不安定部で電位が反転することから、刺激ごとに潜時が一定でなく、対刺激で消失するといった特徴をもつ。F波は安定部での反転であるため、同一運動神経由来の場合は潜時が一定である。また、上行路と下行路とが一致することから、第1刺激のF波は対刺激で消失する。

　ただし通常、F波は刺激ごとに別の神経に由来する。H波も一定の潜時をもち、強刺激ではF波と競合して消失する。A波は安定した軸索分岐部での反転となるため潜時が一定で、かつ上行路と下行路とが異なるため対刺激で電位が消失しない。しかし、強刺激により下行路の直接興奮が起こると、経路上での衝突により電位が消失する。一方向性の接触伝導は潜時にゆらぎがみられ、上行路と下行路とが異なるため対刺激では電位が消失しない。

　以上述べたごとく、遅延電位の特徴から起源を考察することができる。

参考文献
1) 長谷川 修、ほか：刺激強度増強に伴うA波のjumpと消失．神経内科 1998; 49: 366-368.
2) 長谷川 修、ほか：反転部遠位で求心路・遠心路ともに遅い伝導速度をもつA波の観察．臨床神経 1996; 36: 488-491.
3) 長谷川 修、ほか：神経幹近位部で反転する遅延運動単位電位．神経内科 1998; 48: 158-160.

図1 潜時にゆらぎをもつ間接遅延電位（運動軸索上再興奮波）

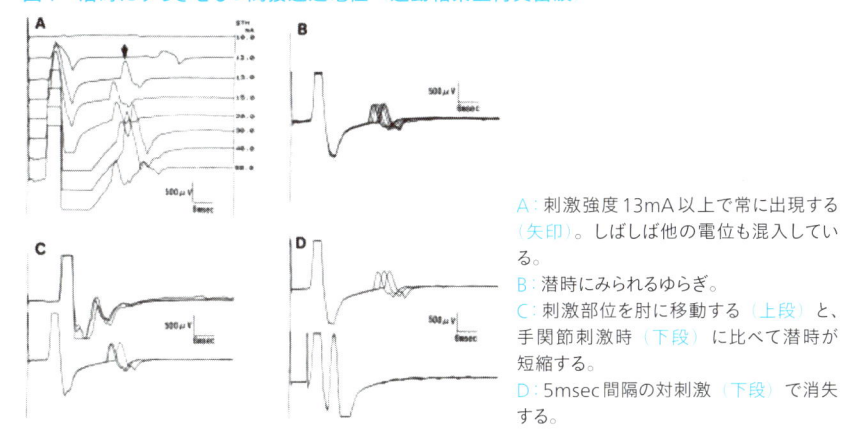

A：刺激強度13mA以上で常に出現する（矢印）。しばしば他の電位も混入している。
B：潜時にみられるゆらぎ。
C：刺激部位を肘に移動する（上段）と、手関節刺激時（下段）に比べて潜時が短縮する。
D：5msec間隔の対刺激（下段）で消失する。

図2 脛骨神経伝導検査でみられたA波

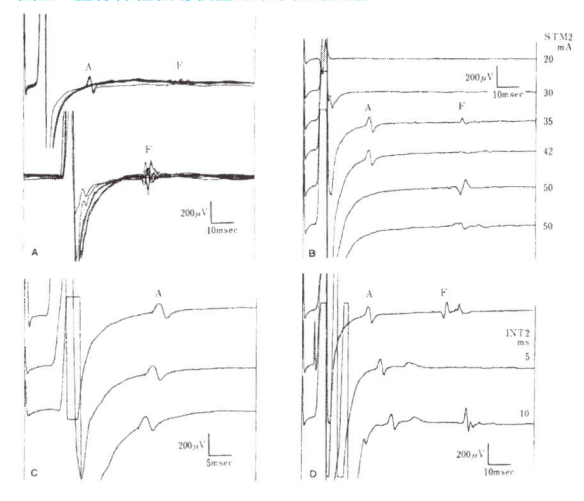

A：足関節刺激（上段）ではF波が潜時62msec付近に、A波が26msec付近にみられる。F波が不安定であるのに対して、A波は一定の波形と潜時をもつ。膝窩刺激（下段）では潜時51msec付近にF波がみられる。
B：A波は足関節で35mA以上の刺激で出現し、50mA以上で消失した。
C：足関節から近位に向けて50mmごとに刺激点をとった。A波は近位刺激により潜時が短縮する間接電位であり、その伝導速度はM波とほぼ同じであった。
D：5msec間隔（中段）、10msec間隔（下段）の対刺激に対し、第2刺激に対する電位がみられる。下段ではF波も出現している。

73 二重発射

　二重発射（double discharge）とは、ほぼ同じ波形と振幅をもち、2.5～20msec間隔で同じ関係を保ちながら出現する二つの電位（多くは運動単位電位）を指す。刺激点を近位に移動するとM波同様に潜時が長くなる場合を直接二重発射と呼ぶ。F波のように近位刺激で潜時が短くなる間接二重発射は検出されにくく、軸索上不安定部での反転波が間接二重発射の形で記録されることがある。

　直接二重発射の大部分は軸索末端の有髄無髄境界部付近で発生するものと考えられている。この有髄無髄境界部あるいは軸索上の脱髄部では、電位が不安定となり、活動電位の持続が延長しやすい。その結果、周囲の不応期が終了した後も脱分極が続くことにより、第2の発射を生じる。直接二重発射の発射間隔は、その55%が5～7msecの間にある。この間隔は相対不応期の終了時点から過常期に突入する時間帯に相当する。したがって第2発射は、M波の脱分極相あるいはその直後に出現することになる。直接二重発射は、運動ニューロン疾患などで、とくに側芽をたくさん出す巨大運動単位にみられ、その存在は軸索末端部での興奮性亢進を意味する。その潜時は刺激ごとに一定ではない。これは、第2の電位が不安定部での再興奮によって生じることを示唆し、軸索に沿って再興奮点が移動することの関与も指摘されている。

　筋萎縮性側索硬化症による高度萎縮筋では、CMAP振幅の高度低下とともに、しばしば遠位潜時延長や直接二重発射を含む繰り返し発射が観察される。繰り返し発射は運動単位電位を原則とするが、発射間隔が短いときにはその一部の興奮を欠くことにより、振幅のやや小さな再発射となる。末梢神経障害患者では、しばしば軸索分岐に伴う反転波（A波）のほか、脱髄部や有髄無髄境界部での再興奮が検出される。

参考文献
1）長谷川 修、ほか：筋萎縮性側索硬化症による高度萎縮筋にみられた、残存運動単位の二重発射. 神経内科 2002; 57: 503-506.
2）奈良優貴子、ほか：糖尿病例にみられた軸索遠位部由来の二重発射. 神経内科 1995; 42: 357-359.

図1 直接二重発射

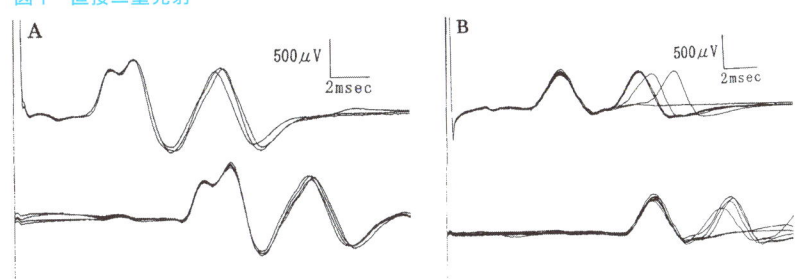

手関節および肘上刺激による記録を示す。潜時がほぼ一定の場合（A）も不安定な場合（B）もある。

図2 直接二重発射の性質

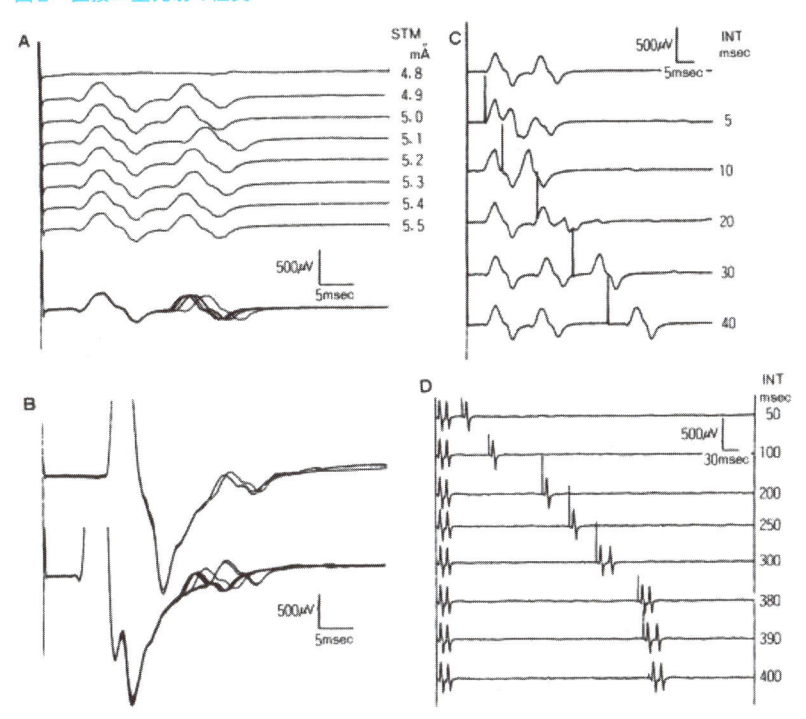

A：手関節で4.9mA以上の電気刺激により、約5msecの一定潜時をもつ波形の後に、潜時18〜21msecで同一波形が繰り返された。STMは刺激強度（mA）を示す。
B：上段は肘部、下段は手関節で強刺激した。近位部刺激ではM波とともに2番目の電位の潜時も延長した。
C：対刺激に際して電位の衝突を生じることはなかった。INTは対刺激の刺激間隔（msec）を示す。
D：第2刺激により二重発射が得られるためには、300msec以上の刺激間隔が必要であった。

161

74 刺激誘発性反復発射

　神経変性や再生の過程で軸索の興奮性が高まり、電気刺激後に同一電位の反復発射が観察されることがある。このような反復発射の出現は軸索分岐と接触伝導によって形成される自己再興奮回路によって説明され、Rothおよび Serra らにより報告されている。いずれも軸索分岐と筋－軸索間接触伝導からなる閉鎖回路が考えられ、Serra らの例のほうがより末梢での短い回路が想定されている。反復発射の発射間隔は、Roth 型は 15〜62msec、Serra 型は 4〜10msec であった。

低頻度の刺激誘発性反復発射（stimulus-induced repetitive discharge; SIRD; Roth）

　筋－軸索間の接触伝導は健常者でもときにみられるが、反復回路形成には再支配の過程で遅い伝導速度をもつ軸索分枝の出現が必要である。この伝導速度の遅い接触前分枝の支配筋活動が、既に不応期を終えて興奮性が高まっている近隣の同神経別分枝を接触興奮させる。発生した神経活動電位が軸索分岐部まで上行し、そこから接触前分枝を順行性に下りて、再びその支配筋活動を誘発するという回路が成立する（図2）。

高頻度 SIRD（Serra）

　神経幹電気刺激により誘発される、運動単位の一部分に由来する持続の短い筋活動電位の反復発射である。筆者は2年間にわたる約700回の神経伝導検査中に、4例の M 波ないし F 波に引き続いて生じた SIRD を観察した。このような短持続で低振幅の運動単位部分に由来する SIRD は、運動単位の側芽によって再支配されて間もない1〜数本の筋線維が発生源と考えられる。同一経路を上行・下行する F 波や運動軸索上再興奮波（第72項）に引き続いて生じる反復発射では、対刺激時に電位の衝突を生じ、繰り返しの最初の発射を欠くことになる。

参考文献
1) 長谷川 修、ほか：糖尿病患者にみられた自己再興奮回路による運動単位電位の反復発射．神経内科 1995; 42: 320-324.
2) 長谷川 修、ほか：運動単位部分に由来する刺激誘発性高頻度反復発射．神経内科 2004; 61: 277-282.
3) 長谷川 修、ほか：高頻度および低頻度の刺激誘発性反復発射．臨床脳波 2005; 47: 517-520.

図1 反復発射の記録

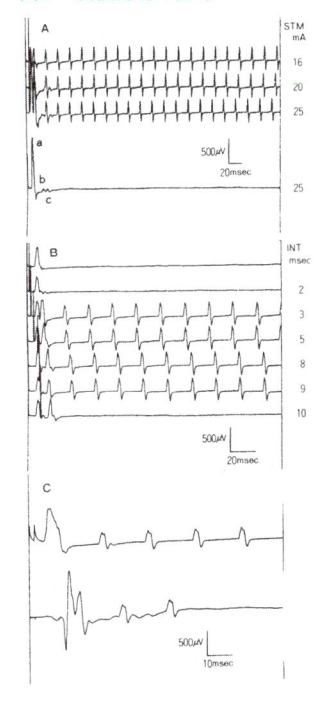

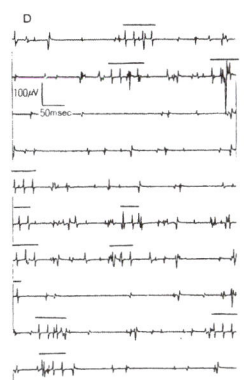

A: 下段に示すように、単発刺激では大きなa電位と極めて遅延したbとcの電位が得られるのみである。一方、上段に示すように4msec間隔の対刺激により約18.5msecの間隔の反復発射が得られ、刺激強度を増すと発射間隔が若干短縮した。右側数字は刺激強度を表す。
B: 対刺激時の記録。右側数字は刺激間隔を表す。3～9msec間隔の対刺激により反復発射を生じた。刺激強度は16mA。
C: 上段は下腿下部前面、下段は腓骨頭部での3msec間隔で対刺激を行ったときの記録を示す。M波と反復発射の位置関係は変わらず、直接発射の形をとった。刺激強度は16mA。
D: 短趾伸筋での弱収縮時の針筋電図記録。バーで示すように、3～4発の反復発射がみられる。時間経過は左下から右上の方向。

図2 SIRD記録例と反復回路模式図

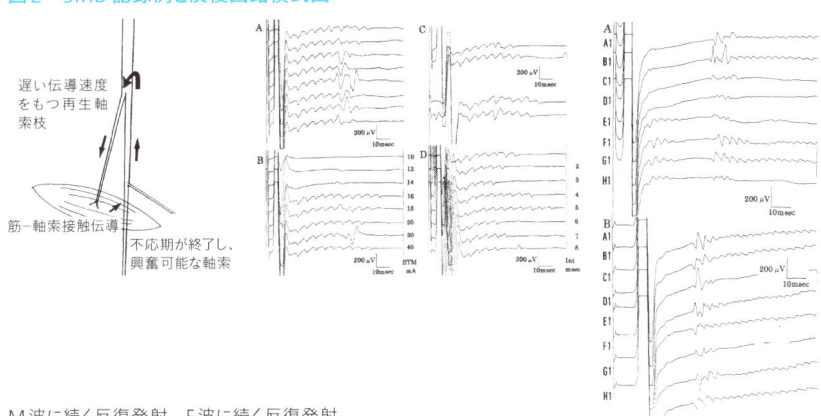

M波に続く反復発射、F波に続く反復発射。

75 運動単位数推定（MUNE）

　運動神経伝導検査を用いて運動単位数を推定する方法（motor unit number estimation; MUNE。ミューニーと発音する）がいくつか考案されている。多点刺激法では、刺激点を少しずつ移動させ、各点で最小刺激により誘発される再現性のある運動単位電位（motor unit potential; MUP）を記録することにより、平均的な単一MUPの大きさを知る。そして、最大刺激時に得られるCMAP振幅をこの平均MUP振幅で除することにより、MUNEを求める。MUNEが正確に運動単位数を表すとは言えないが、運動単位数を反映した指標になるものと考えられる。MUNEにはこの他にも、刺激漸増法、F波法、微小刺激法、統計学的方法などが考案されている。統計学的方法では多点刺激法に比べて小さいMUNE値が得られやすいものの、いずれの方法を用いても算出される値に大きな差はみられない。

　MUNEはこれまで筋萎縮性側索硬化症などの運動ニューロン疾患を中心に応用され、運動神経障害の進行度を表す鋭敏な指標として位置づけられてきた。糖尿病神経障害では臨床的に感覚障害が主体となり、筋萎縮が問題となることは少ないものの、障害が進むと小足筋の萎縮がみられるなど、しばしば運動障害が顕在化する。Charcot-Marie-Tooth病では、遠位筋で測定したMUNEが神経障害の進行度を表す良い指標とされる。

　MUNEの再現性に関しては、測定値の変動係数として10%程度が見込まれている。MUNE測定のパラメーターには波形の陰性部分面積を用いることが最も良いとされるが、振幅で代用しても大差はない。多点刺激法を用いて測定したMUNEの健常者平均値は短母指外転筋（APB）で234、母趾外転筋（AH）で285と報告されている。

参考文献

長谷川 修、ほか: 糖尿病性ニューロパチーの進行に伴う運動単位推定数（MUNE）の変化. 末梢神経 2005; 16: 23-28.

図　多点刺激法によるMUNE測定例

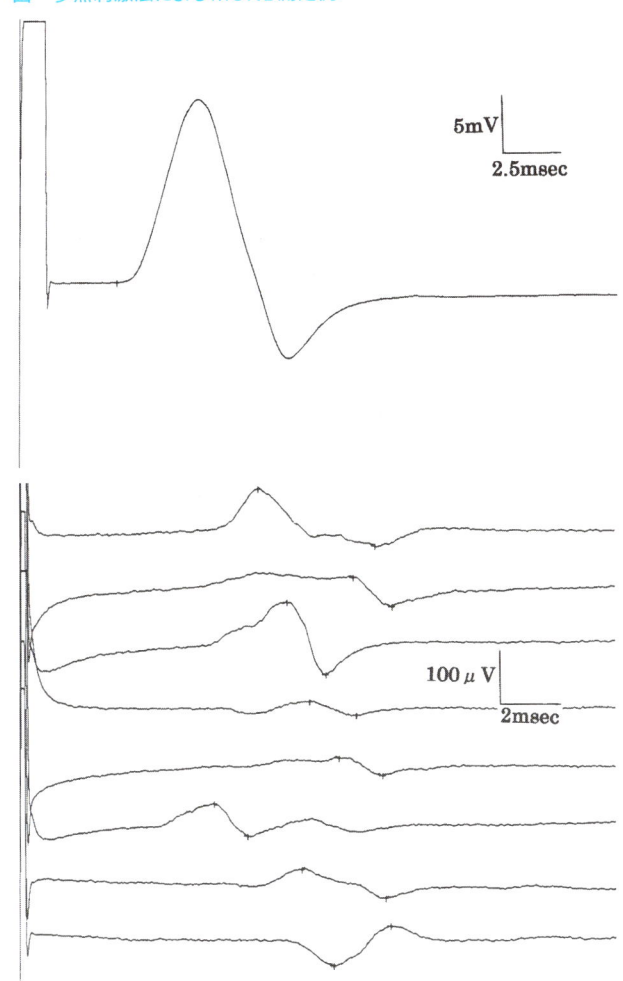

正中神経手関節刺激で短母指外転筋CMAP振幅は22mV、前腕で少しずつ刺激点を変えながら単一運動単位電位を記録すると、その平均振幅は0.063mVとなった。割り算するとMUNEは349と計算される。

76 A波の伝導状況

　運動神経伝導検査に際して記録される間接遅延電位には、脊髄前角細胞で反転するF波、軸索上に生じた分岐部で反転するA波、軸索上の不安定部で反転する軸索上再興奮波などがある。このうちA波は、①最大下刺激で一定の波形と潜時をもって出現する、②刺激部位を近位に移動すると潜時が短縮する間接電位である、③対刺激で消失しない、④一定の刺激強度以上で突然消失ないし潜時短縮を生じる、といった特徴をもつ。太く伝導速度の速い線維のほうが興奮しやすいため、A波の求心路は遠心路より伝導速度が速いことが多い。

　一方、F波は生理的に出現する遅延電位の1つで、逆行性インパルスが脊髄前角にある α 運動ニューロンを興奮させ、その再発射で生じる順行性インパルスにより誘発された筋電位を指す。そのため、同じ間接電位であるが、対刺激により衝突を生じる、強刺激でも消失しない、その出現は不定といった性質をもつ。

　単一運動単位電位は、いずれも全か無かの法則に従って出現する。F波・A波とも安定部で反転するため、同一運動単位に由来する電位に関しては、波形・潜時ともに一定している。対刺激は、間接遅延電位の経路を知るのに重要な役割を果たす。対刺激に際して、刺激間隔4msec以下は相対不応期に、4～14msec間隔は過常期に相当し、第2刺激の刺激効果が増強する。このため、第2刺激に対しては、A波を構成する上行路のみならず下行路も直接興奮を生じ、その逆行波と衝突するため第1刺激によるA波は消失することがある。15msec以上は亜正常期に相当し、80msec以上でその影響が去る。

参考文献
1) 長谷川 修、ほか: 運動神経伝導検査におけるA波とF波の特徴——とくに対刺激に対する反応について. 臨床脳波 1998; 40: 818-820.
2) 長谷川 修、ほか: 進行期糖尿病性ニューロパチー例でみられたA波の伝導速度と対刺激時の反応. 神経内科 2001; 55: 391-393.
3) 長谷川 修、ほか: 反復弱刺激時の神経刺激効果. Brain Nerve 1996; 48: 27-30.

図1 脛骨神経伝導検査でみられたA波

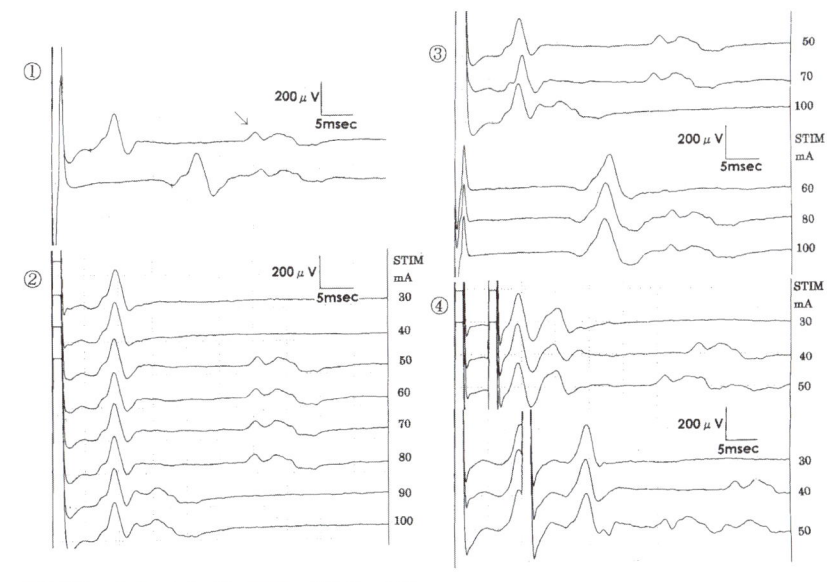

① 足関節（上段）および膝（下段）刺激時の記録
② 刺激強度とA波の出現
③ 刺激位置（上段：足関節、下段：膝）と刺激強度を変化させたときの記録
④ 5msec（上段）および10msec（下段）の対刺激を行ったときの記録

図2 本例でみられたA波のシェーマ

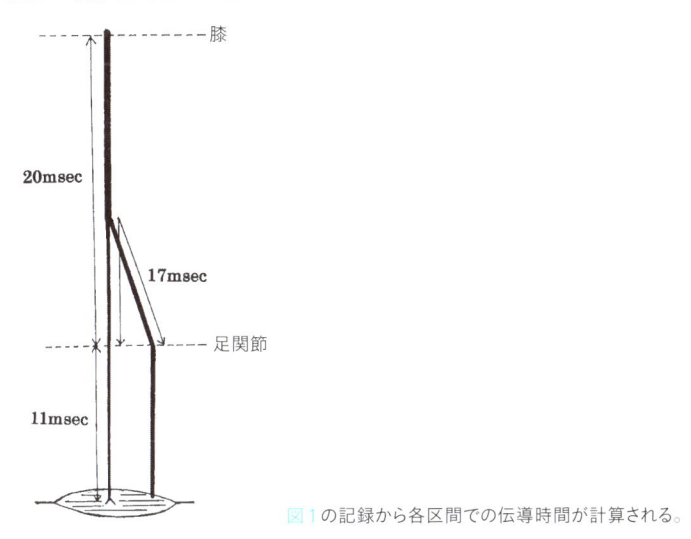

図1の記録から各区間での伝導時間が計算される。

77 刺激強度とCMAP：障害後の回復期

　通常運動神経伝導検査では、最大上刺激によるCMAPを得た後さらに刺激強度を上げても波形は変化しない。最大上刺激を用いて最大伝導速度を評価するとともに、CMAP（M波）の波形や振幅の評価も大切であり、伝導ブロック所見や遅延電位の検出にも気を配る必要がある。本項では、アレルギー性肉芽腫性血管炎により多発単ニューロパチーを呈した例で、その回復期に行った尺骨神経での運動神経伝導検査で、通常の最大上刺激よりさらに刺激強度を上げるとCMAPの長潜時成分が著増した例を示す。

症例　尺骨神経のM波波形が、正常の伝導速度と刺激閾値をもつ運動神経線維群と、前腕部で伝導速度が低下し刺激閾値が異常に上昇した運動神経線維群の両者に由来する、二峰性の複合筋活動電位からなる。伝導速度低下と刺激閾値上昇を伴う電位群の存在は、軸索変性後の再生線維に由来すると考えることができる。軸索変性後の細い再生線維では刺激閾値が上昇し、伝導速度が低下する。さらに、本例でみられた後期成分は、上腕部に比べ前腕部での伝導速度が低下していた。

　以上から考察すると、本例ではまず左肘上部尺骨神経幹内の一部線維群に虚血により軸索変性を生じ、その再生線維群が、伝導速度が低下し著しく刺激閾値の上昇した後期成分を形成したと考えられる。

　なお、正中神経切断例で縫合後の最大伝導速度は、4ヵ月で10〜20m/secとなり、その後1ヵ月に3%ずつの改善を示すことから推定すると、本例でみられた再生線維群は軸索変性後6ヵ月から1年程度であろうと想定される。神経伝導検査では、M波の前期成分が最大になった時点で最大上刺激と判断されることが多く、本例のように著明に刺激閾値の上昇した成分の存在が見落とされる可能性がある。

参考文献
1) 長谷川 修、ほか：刺激強度増強に伴うA波のjumpと消失．神経内科 1998; 49: 366-368.
2) 飯野光治、ほか：単神経炎回復期にみられた、伝導速度の異なる二峰性複合筋活動電位．神経内科 1998; 48: 267-270.

図　刺激強度と複合筋活動電位の変化
①健常者（A）および患者（B）の尺骨神経伝導検査

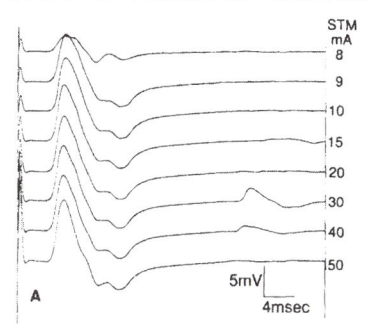

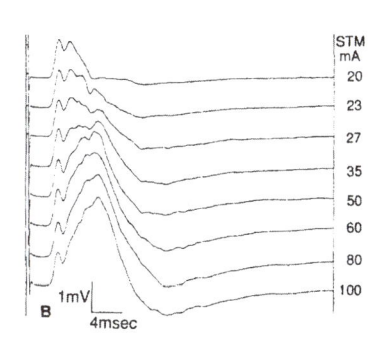

健常者では10mA前後を最大閾値とする一峰性波形を呈したのに対し、患者では、20mA前後を最大閾値とする正常潜時をもつ前期成分と、およそ60〜80mAの強刺激で誘発される潜時の延長した後期成分とで二峰性のピークを形成していた。

②患者での刺激部位とCMAP変化

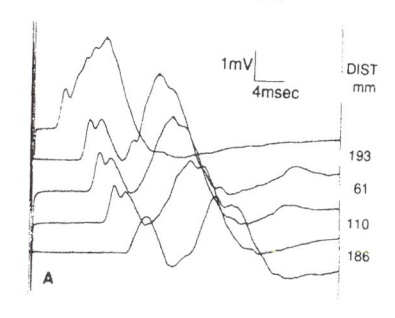

上から順に左手関節、肘下、肘上・腋窩および鎖骨上窩で最大上刺激した。伝導模式図。前期成分は立ち上がり潜時（黒点）、後期成分は頂点潜時（白点）を測定し、刺激部位（手関節刺激点からの距離）との関係を模式化した。前期成分はほぼ一定の伝導速度をもつのに対し、後期成分は前腕部での伝導速度が上腕部に比べて明らかに低下していた。

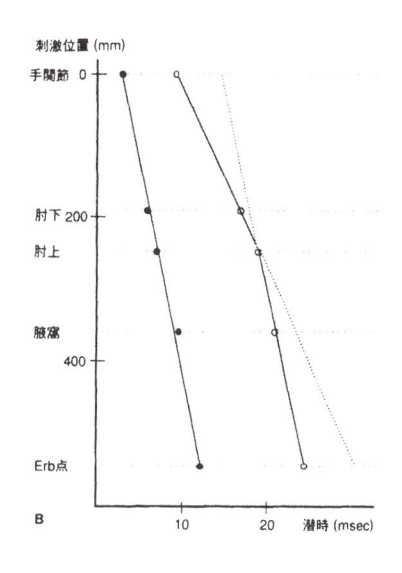

78 手根管症候群とMartin-Gruber吻合の合併

　上肢でもっとも多くみられる神経破格は、Martin – Gruber吻合（MGA）である。MGAに手根管症候群が合併した場合、肘部での正中神経刺激時に母指球筋から、正常潜時をもつMGAを介する誘発反応と、遅延した正中神経を介する誘発反応の二つの成分が時間的なずれをもって記録される。これらの反応の開始潜時を読みとった場合には、前腕での運動神経伝導速度が誤って異常に速く導き出されることがある。鑑別には，肘部正中神経刺激時の波形が手関節部刺激時の波形と異なる点、先行尺骨神経成分が陽性から始まる波を呈する点に注目するとよい。陽性から始まる波は、短母指外転筋上の記録電極から離れた尺骨神経支配筋からの筋活動が容積伝導することによって生じる。

　呈示症例は両側手根管症候群をもつ60歳女性。表面電極を用いて左短母指外転筋上および小指外転筋上から導出した記録を図1に示す。所見は、前腕で正中神経から尺骨神経への分枝が存在すること、および正中神経を経由した波形の潜時が延長しているのに対して、尺骨神経を経由した波形の潜時は延長していないことを示す。

　とくに手根管症候群例では、しばしば存在するMGAを念頭におき、刺激部位の違いによって波形が変化する場合に誤った解釈をしないよう注意が肝要である。

参考文献
1）長谷川修, ほか：手根管症候群とMartin-Gruber吻合. 神経内科 1993；39:571-572.

図1 記録例（両側手根管症候群をもつ60歳女性）

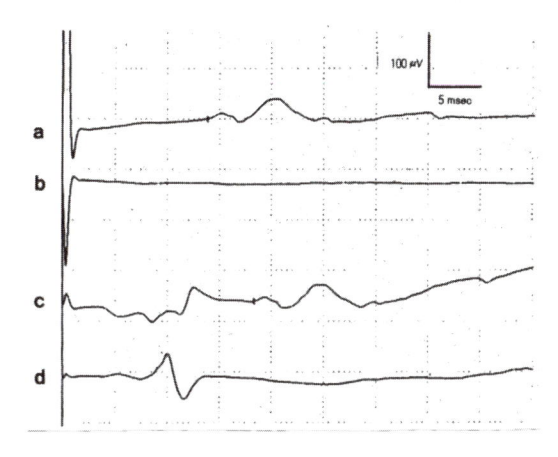

上から順に a. 正中神経手関節刺激、短母指外転筋記録、b. 正中神経手関節刺激、小指外転筋記録、c. 正中神経肘部刺激、短母指外転筋記録、d. 正中神経肘部刺激、小指外転筋記録。c では a と同様の波形に加えて短い潜時で陽性から始まる波形が得られた。これは、d で記録された MGA を介する尺骨神経支配筋由来の波形であることが知れる。

図2 神経経路と手根管の概説図

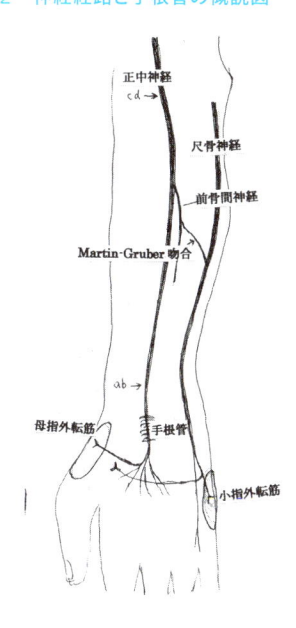

79 マイクロニューログラフィ（microneurography）

　その名のごとく、神経幹内のミクロ次元での神経活動を知るための手法で、主に単一神経線維や自律神経の活動記録に用いられる。しかし、末梢部神経幹を最大上電気刺激し、その近位神経幹内に直接刺入した微小電極から得られる複合神経活動電位（compound nerve action potential; CNAP）の振幅値をもとに大径有髄線維密度の概略を評価できる。

　電極が神経幹内にあるため、①得られるCNAPの振幅が大きく（数百μV）、②記録に加算を要しない、③短時間で検査を行える、④CNAP振幅の定量的評価ができる、⑤多相性電位の検討により伝導速度の分布を評価できる、などの利点をもつ。CNAPは電極周辺、おそらく正中神経幹の1/4程度の範囲における大径（7μm以上）有髄線維密度を表現しているものと考えられる。

　神経幹弱刺激により、比較的少数の単一神経活動電位が記録される。これは、神経幹内での大径有髄線維群の状況をサンプリングしたものであり、さまざまな単一神経線維の生理を知るツールとなる。

参考文献

1) 飯野光治、ほか: 神経幹内微小神経電図法による手根管症候群開放術前後の電気生理学的経過観察. 末梢神経 1999; 10: 119-123.
2) 長谷川 修: 微小神経電図法による糖尿病性ニューロパチーの評価. 骨・関節・靭帯 1997; 10: 603-609.
3) 長谷川 修: Microneurographyの糖尿病性ニューロパチーへの応用. Brain Nerve 2009; 61: 255-262.

図1 肘部正中神経幹に刺入された微小電極

正中神経幹内に刺入された微小電極と皮膚上の基準電極

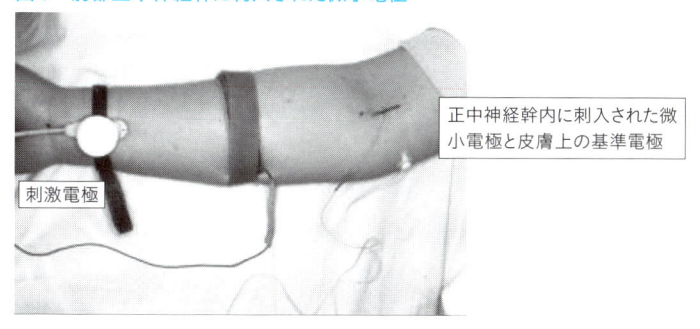

刺激電極

図2 手根管部伝導障害の評価

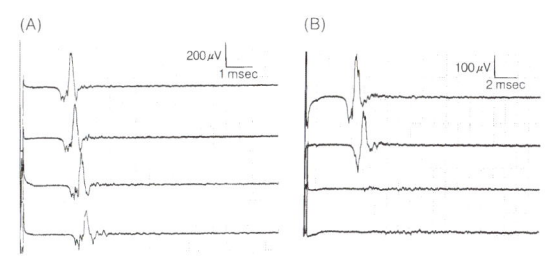

(A) 200μV 1 msec

(B) 100μV 2 msec

手関節周囲で2cmごとに刺激点をとり、肘部正中神経幹からCNAPを記録した。Aは健常者、Bは手根管症候群患者。手根管を越えるとCNAPが極めて小さくなり、手根管部に高度の伝導ブロックが存在する。(第53項の応用)

図3 刺激強度を徐々に増強したときの神経活動電位分布

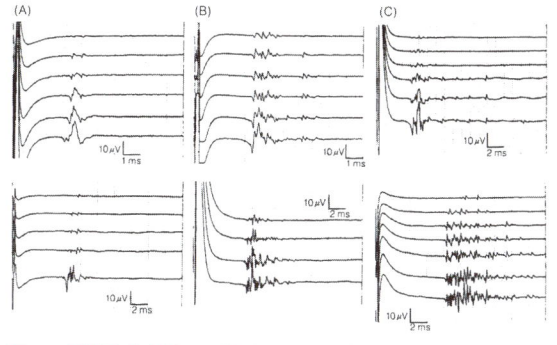

(A) 10μV 1ms
(B) 10μV 1ms
(C) 10μV 2ms

10μV 2ms
10μV 2ms
10μV 2ms

上段は手関節刺激、下段は指刺激により、肘部正中神経幹内から記録した。Aは健常者、BとCは糖尿病患者。最大伝導速度のみでなく、各神経の伝導速度分布を知ることができる。

図4 刺激強度を徐々に増強したときの神経活動電位分布

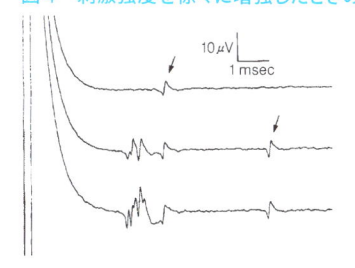

10μV 1 msec

手関節刺激により、肘部正中神経幹内から記録した。単一神経活動電位〔矢印〕を記録できる。

参考文献一覧

[第1章 | 基礎編]

・長谷川 修、ほか：正中神経活動電位の加齢変化..微小神経電図法を用いた検討. 臨床神経 1993; 33: 1055-1058.〔第29項〕

・長谷川 修、ほか：末梢神経伝導速度の加齢変化. 臨床脳波 1993; 35: 522-525.〔第29項〕

・長谷川 修、ほか：運動神経伝導検査時の電位の波及と刺激の波及. 臨床脳波 1994; 36:191-194.〔第38項〕

・長谷川 修、ほか：運動神経伝導検査時の刺激強度と潜時の関係について. 臨床脳波 1994;36: 39-41.〔第39項〕

・長谷川 修、ほか：慢性脱神経筋にみられたcomplex repetitive discharge と myokymic dischargeの合併. 神経内科 1994; 40: 583-585.〔第04項〕

・奈良優貴子、ほか：腓骨神経伝導検査時の電位の波及と刺激の波及. 臨床脳波 1995; 37:113-115.〔第38項〕

・長谷川 修、ほか：リング電極から記録した感覚神経活動電位と指周囲径との関係. 脳波と筋電図 1996; 24: 11-156.〔第48項〕

・吉井隆行、ほか：感覚神経伝導検査逆行法における記録電極位置による神経活動電位の変化. 神経内科 1997; 47: 306-308.〔第23項〕

・長谷川 修、ほか：感覚神経活動電位の構成. 神経内科 1997; 47: 133-134.〔第31項〕

・栗田竜子、ほか：伝導距離の感覚神経活動電位振幅に及ぼす影響について. 臨床脳波 1997; 39: 250-252.〔第35項〕

・飯野光治、ほか：感覚神経と運動神経の刺激閾値. 微小神経電図法を用いた検討. 臨床脳波 1997; 39: 394-396.〔第37項〕

・森 泉、ほか：腓腹神経伝導検査の記録電極位置と感覚神経活動電位. 臨床脳波 1998；40: 373-375.〔第13項〕

・桐ケ谷信夫、ほか：順行法と逆行法による感覚神経活動電位振幅の比較検討. 臨床脳波 1998; 40: 249-252.〔第24項〕

・長谷川 修、ほか：初心者が見逃しやすい手根管症候群所見. 臨床脳波 1998; 40: 482-483.〔第33項〕

・長谷川 修、ほか：運動神経伝導検査におけるA波とF波の特徴：とくに対刺激に対する反応について. 臨床脳波 1998; 40: 818-820.〔第40項〕

・長谷川 修、ほか：5cm間隔inching法による尺骨神経伝導障害の評価. 神経内科 1998; 48:447-450.〔第26項〕

・長谷川 修、ほか：他の遅延電位中に存在するF波の検出. 神経内科 1998; 49: 480-482.〔第40項〕

・長谷川 修、ほか：尺骨神経伝導検査は肘屈曲位で行う必要がある. 神経内科 1998; 49: 274-276.〔第46項〕

・長谷川 修、ほか：神経伝導検査時に得られる活動電位波形の記録周波数帯域による変化. 臨床脳波 1999; 41: 428-430.〔第21項〕

・長谷川 修、ほか：上肢の神経伝導検査:虫様筋・骨間筋法の応用. 神経内科 1999; 50: 460-463.〔第25項〕

・長谷川 修、ほか：感覚神経伝導検査法における記録電極間距離の影響. 脳神経 1999; 51:699-702.〔第07項〕

・森 泉、ほか：反復刺激試験における肢位と筋固定の影響. 脳神経 1999; 51: 867-870.〔第20項〕

・長谷川 修、ほか：感覚神経伝導検査法における記録電極間距離の影響. 脳神経 1999; 51:699-702.〔第23項〕

・長谷川 修、ほか：神経伝導検査の測定値信頼性. 脳神経 1999; 51: 1029-1032.〔第27項〕

・長谷川 修、ほか：副深腓骨神経による短趾伸筋支配の頻度..衝突法による検討. 臨床神経生理

2000; 28: 387-390.〔第15項〕
・長谷川 修、ほか：副深腓骨神経による短趾伸筋支配の頻度..衝突法による検討. 臨床神経生理 2000; 28: 387-390.〔第45項〕
・長谷川 修、ほか：糖尿病性ニューロパチーに伴う萎縮筋でみられた刺激閾値が高く、伝導速度の遅い変性線維. 臨床脳波 2000; 42: 746-748.〔第37項〕
・長谷川 修、ほか：正中神経手根管部を挟むinching刺激と肘部からの神経活動電位記録による手根管症候群の評価. 神経内科 2000; 52: 341-343.〔第26項〕
・松本俊介、ほか：手根管症候群の正中神経伝導検査でみられる虫様筋由来の初期陽性電位. 脳神経 2000; 52: 404-406.〔第41項〕
・長谷川修, ほか：浅腓骨神経の感覚神経活動電位：腓腹神経との比較. 臨床脳波 2001;43:43-45.〔第13項〕
・富岡しげ子、ほか：感覚神経伝導検査順行法により得られる正中神経活動電位の肢位による変化. 臨床脳波 2001; 43: 609-610.〔第20項〕
・長谷川 修、ほか：運動神経伝導検査で認められるMartin-Gruber吻合の頻度. 脳神経 2001; 53: 161-164.〔第15項〕
・長谷川 修、ほか：運動神経と感覚神経の遠位潜時の差に関する検討. 脳神経 2001; 53:541-545.〔第36項〕
・長谷川 修、ほか：尺骨神経での感覚神経伝導検査（逆行法）特有の問題点. 神経内科 2001; 54: 479-480.〔第34項〕
・長谷川 修、ほか：尺骨神経掌枝および手背枝の神経活動電位記録. 神経内科 2001; 55:469-472.〔第11項〕
・長谷川 修、ほか：運動神経伝導検査で初期陽性相を伴う複合筋活動電位の最小潜時. 神経内科 2001; 55: 90-92.〔第41項〕
・長谷川 修、ほか：感覚神経伝導検査で電位発生源から遠方で記録すると、潜時が短く記録される. 神経内科 2002; 57: 453-454.〔第34項〕
・長谷川 修、ほか：伝導ブロックのない複合筋活動電位波形の時間的分散. 神経内科 2003;58: 423-424.〔第43項〕
・長谷川 修、ほか：筋萎縮性側索硬化症の高度萎縮筋では支配運動神経伝導速度が極めて遅い. 臨床脳波 2004; 46: 188-189.〔第32項〕
・長谷川 修、ほか：同一神経支配2筋から記録した運動神経伝導検査の比較. 末梢神経 2004;15: 55-61.〔第44項〕
・長谷川 修、ほか：双極刺激電極の陽極の役割. 神経内科 2004; 60: 333-334.〔第22項〕
・長谷川 修、ほか：衝突法を用いた正中神経近位部伝導検査. 神経内科 2004; 60: 111-112.〔第45項〕
・長谷川 修、ほか：運動神経伝導検査でみられる近位点刺激時の複合筋活動電位（CMAP）変化. 神経内科 2004; 61: 301-302.〔第42項〕
・長谷川 修、ほか：A波に類似したF波. 神経内科 2005; 62: 201-202.〔第40項〕
・長谷川 修、ほか：脛骨神経では運動線維の伝導速度幅が大きい. 神経内科 2005; 62: 187-189.〔第47項〕
・長谷川 修：絞扼性ニューロパチーの神経伝導検査..役立つ検査法と落とし穴. 末梢神経 2006; 17: 7-14.〔第33項〕
・長谷川 修、ほか：糖尿病患者における浅腓骨神経伝導検査. 神経内科 2006; 65: 566-569.〔第11項〕
・長谷川 修、ほか：糖尿病と横隔神経伝導検査. 臨床脳波 2007; 49: 312-314.〔第14項〕
・長谷川 修、ほか：Martin-Gruber吻合線維は小指外転筋より骨間筋を多く支配する. 神経内科 2007; 66: 488-489.〔第15項〕
・長谷川 修、ほか：外側前腕皮神経の感覚神経伝導検査. 神経内科 2009; 70: 326-327.〔第11項〕
・長谷川 修、ほか：消失間際の変性運動神経は伝導速度が遅い. 神経内科 2009; 71: 330-332.〔第32項〕
・長谷川 修：糖尿病性神経障害：神経機能検査. 日本臨床 2010; 8（増刊号9）: 594-599.〔第06項〕

・長谷川 修、ほか：糖尿病患者でみた虫様筋／骨間筋法と通常の短母指外転筋／小指外転筋法による運動遠位潜時の比較．臨床脳波 2010; 52: 643-646.（第25項）
・長谷川 修、ほか：糖尿病患者でみた虫様筋／骨間筋法と通常の短母指外転筋／小指外転筋法による運動遠位潜時の比較．臨床脳波 2010; 52: 643-646.（第36項）
・長谷川 修、ほか：感覚神経伝導検査の伝導距離と振幅の変化．神経内科 2010; 72: 225-226.（第35項）
・長谷川 修、ほか：記録電極位置の違いが運動神経伝導検査結果に及ぼす影響..脛骨神経と腓骨神経の比較．神経内科 2010; 73: 627-629.（第12項）
・長谷川 修、ほか：運動神経伝導検査記録に対する遠方筋活動の影響．神経内科 2010; 73:324-325.（第30項）
・長谷川 修、ほか：記録電極位置の違いが運動神経伝導検査結果に及ぼす影響－脛骨神経と腓骨神経の比較－．神経内科 2010; 73: 627-629.（第47項）
・長谷川 修、ほか：脛骨神経伝導検査膝窩刺激は腓骨神経への波及に注意．神経内科 2011;74: 530-532.（第08項）
・長谷川 修、ほか：脛骨神経伝導検査でみられる近位点刺激時の複合筋活動電位振幅低下は基準電極波形に由来する．神経内科 2011; 74: 416-418.（第12項）
・長谷川 修、ほか：糖尿病患者群でみた各神経伝導検査項目値の分布．神経内科 2011; 74:214-215.（第28項）
・長谷川 修、ほか：脛骨神経伝導検査でみられる近位点刺激時の複合筋活動電位振幅低下は基準電極波形に由来する．神経内科 2011; 74: 416-418.（第47項）
・山内孝治、ほか：回内筋症候群の神経伝導検査．神経内科 2011; 75(3): 302-303, 2011.（第10項）
・湯田美智子、ほか：腓腹神経の超音波画像と神経伝導検査..伝導距離12cmとする提案．神経内科 2011; 75(5): 504-508.（第13項）
・長谷川 修、ほか：正中神経伝導検査で短母指外転筋から得られる複合筋活動電位の陰極および陽極成分．神経内科 2011; 75(6): 611-613.（第30項）
・長谷川 修、ほか：陽極刺激と陰極刺激．神経内科 2012; 77: 319-321.（第22項）

[第2章 臨床編]

・長谷川 修、ほか：血管炎性ニューロパチーにおける運動神経伝導検査所見の経過．末梢神経 1998; 9: 109-113.（第66項）
・松本俊介、ほか：Guillain-Barre症候群典型例（脱髄型）と軸索型における神経伝導検査．臨床脳波 1998; 40: 749-751.（第59項）
・長谷川修、ほか：尺骨神経伝導検査は肘屈曲位で行う必要がある．神経内科 1998; 49:274-276.（第55項）
・長谷川 修、ほか：前脊髄動脈症候群の末梢神経伝導検査．神経内科 1998; 49（Suppl.1）: 62-63.（第57項）
・森 泉、ほか：糖尿病性ニューロパチーの進行と手根管部伝導障害．脳神経 1998; 50: 933-935.（第64項）
・長谷川 修、ほか：慢性炎症性脱髄性多発ニューロパチー（CIDP）および血管炎性ニューロパチーの神経伝導検査所見の特徴．末梢神経 1999; 10: 157-162.（第60項）
・長谷川 修、ほか：慢性炎症性脱髄性多発ニューロパチー（CIDP）および血管炎性ニューロパチーの神経伝導検査所見の特徴．末梢神経 1999; 10: 157-162.（第61項）
・長谷川 修、ほか：慢性炎症性脱髄性多発ニューロパチー（CIDP）および血管炎性ニューロパチーの神経伝導検査所見の特徴．末梢神経 1999; 10: 157-162.（第66項）
・長谷川修、ほか：上肢の神経伝導検査：虫様筋・骨間筋法の応用．神経内科 1999; 50: 460-463.（第54項）

・長谷川修、ほか：肘部尺骨神経ニューロパチーの絞扼点．神経内科 1999; 50: 401-403.〔第54項〕
・長谷川修、ほか：正中神経－尺骨神経吻合（Martin-Gruber吻合）存在時にみられる運動神経伝導検査所見．神経内科 1999; 51: 384-386.〔第55項〕
・長谷川 修、ほか：慢性炎症性脱髄性多発ニューロパチー（CIDP）と遺伝性運動感覚性ニューロパチー1型（HMSN-1）の電気生理学的所見の比較．脳神経 1999; 51: 411-414.〔第60項〕
・長谷川 修、ほか：慢性炎症性脱髄性多発ニューロパチー（CIDP）と遺伝性運動感覚性ニューロパチー1型（HMSN-1）の電気生理学的所見の比較．脳神経 1999; 51: 411-414.〔第61項〕
・森 泉、ほか：反復刺激試験における肢位と筋固定の影響．脳神経 1999; 51: 867-870.〔第70項〕
・長谷川修、ほか：運動用サポーター夜間装用による肘部尺骨神経ニューロパチー改善の神経伝導検査記録．脳神経 2000; 52: 379-382.〔第55項〕
・長谷川 修、ほか：正中神経手根管部を挟むinching刺激と肘部からの神経活動電位記録による手根管症候群の評価．神経内科 2000; 52: 341-343.〔第53項〕
・長谷川 修、ほか：尺骨神経管（Guyon管）症候群の神経伝導検査．神経内科 2000; 53:563-565.〔第56項〕
・松本俊介、ほか：腓骨頭部での総腓骨神経麻痺の神経伝導検査．神経内科 2000; 53: 297-298.〔第58項〕
・薄 敬一郎、ほか：Guillain-Barre症候群における神経伝導障害とその回復．Clin Neurosci 2000; 18: 32-34.〔第59項〕
・長谷川 修、ほか：手根管症候群の神経伝導検査．末梢神経 2001; 12: 55-60.〔第52項、第53項〕
・長谷川 修、ほか：MAG/SGPG抗体陽性の慢性進行性脱髄性ニューロパチーでみられる神経伝導検査所見の特徴．神経内科 2001; 55: 279-282.〔第62項〕
・長谷川 修、ほか：胸郭出口症候群の神経伝導検査．神経内科 2003; 58: 519-520.〔第57項〕
・河島江美、ほか：片側顔面痙攣では瞬目反射で口輪筋にR1 and/or R2の振幅増大とスパスムを生じる．臨床脳波 2004; 46: 91-94.〔第69項〕
・長谷川 修：反復刺激試験．神経筋電気診断の実際（馬場正之、園生雅弘編），星和書店，東京，2004, pp53-59.〔第70項〕
・長谷川 修：糖尿病性ニューロパチーと足壊疽．整・災外 2005; 48: 1263-1271.〔第64項〕
・長谷川 修、ほか：糖尿病性ニューロパチーにおける複合筋活動電位（CMAP）と感覚神経活動電位（SNAP）振幅の低下．神経内科 2006; 65: 485-488.〔第65項〕
・長谷川 修、ほか：糖尿病性多発ニューロパチーの重症度評価に適した神経．末梢神経 2006; 17: 28-32.〔第65項〕
・長谷川 修、ほか：高度障害神経にみられる残存線維の伝導状況．神経内科 2007; 67: 306-307.〔第50項〕
・長谷川 修、ほか：手根管症候群の診断．MB Orthop 2009; 22（13）: 33-42.〔第52項〕
・長谷川 修：Microneurographyの糖尿病性ニューロパチーへの応用．Brain Nerve 2009; 61:255-262.〔第65項〕
・長谷川 修、ほか：Guyon管遠位症候群の神経伝導検査．神経内科 2010; 72: 639-640.〔第56項〕
・長谷川 修、ほか：糖尿病性神経障害..神経機能検査．日本臨床 2010; 68（増刊号9）: 594-599.〔第63項〕
・長谷川 修、ほか：糖尿病神経障害での神経別伝導検査異常と全体の異常との関係．末梢神経 2011; 22: 72-77.〔第64項〕
・釘尾由美子、ほか：Critical illness polyneuropathyの電気生理学的所見の検討．臨床神経生理 2011; 39: 91-97.〔第68項〕
・長谷川 修、ほか：萎縮筋に残存した2運動単位

電位の神経伝導状況. 神経内科 2012; 76:526-527.〔第50項〕
・長谷川 修：あなたならどうする自律神経の臨床「Guillain-Barré症候群と自律神経障害」. 自律神経 2013；50：102-105.〔第67項〕

[第3章 応用編]

・長谷川修, ほか：手根管症候群とMartin-Gruber吻合. 神経内科 1993；39:571-572.〔第78項〕
・奈良優貴子, ほか：糖尿病例にみられた軸索遠位部由来の二重発射. 神経内科 1995; 42:357-359.〔第73項〕
・長谷川 修, ほか：糖尿病患者にみられた自己再興奮回路による運動単位電位の反復発射. 神経内科 1995; 42: 320-324.〔第74項〕
・長谷川 修, ほか：反転部遠位で求心路・遠心路ともに遅い伝導速度をもつA波の観察. 臨床神経 1996; 36: 488-491.〔第72項〕
・長谷川 修, ほか：反復弱刺激時の神経刺激効果. Brain Nerve 1996; 48: 27-30.〔第76項〕
・長谷川 修：微小神経電図法による糖尿病性ニューロパチーの評価. 骨・関節・靭帯 1997;10: 603-609.〔第79項〕
・長谷川 修, ほか：運動神経伝導検査におけるA波とF波の特徴.. とくに対刺激に対する反応について. 臨床脳波 1998; 40: 818-820.〔第76項〕
・長谷川 修, ほか：神経幹近位部で反転する遅延運動単位電位. 神経内科 1998; 48: 158-160.〔第72項〕
・飯野光治, ほか：単神経炎回復期にみられた、伝導速度の異なる二峰性複合筋活動電位. 神経内科 1998; 48: 267-270.〔第77項〕
・長谷川 修, ほか：刺激強度増強に伴うA波のjumpと消失. 神経内科 1998; 49: 366-368.〔第72項〕
・長谷川 修, ほか：刺激強度増強に伴うA波のjumpと消失. 神経内科 1998; 49: 366-368.〔第77項〕
・飯野光治, ほか：神経幹内微小神経電図法によ

る手根管症候群開放術前後の電気生理学的経過観察. 末梢神経 1999; 10: 119-123.〔第79項〕
・長谷川 修, ほか：進行期糖尿病性ニューロパチー例でみられたA波の伝導速度と対刺激時の反応. 神経内科 2001; 55: 391-393.〔第76項〕
・長谷川 修, ほか：筋萎縮性側索硬化症による高度萎縮筋にみられた、残存運動単位の二重発射. 神経内科 2002; 57: 503-506.〔第73項〕
・長谷川 修, ほか：運動単位部分に由来する刺激誘発性高頻度反復発射. 神経内科 2004;61: 277-282.〔第74項〕
・長谷川 修, ほか：高頻度および低頻度の刺激誘発性反復発射. 臨床脳波 2005; 47: 517-520.〔第74項〕
・長谷川 修, ほか：糖尿病性ニューロパチーの進行に伴う運動単位推定数（MUNE）の変化. 末梢神経 2005; 16: 23-28.〔第75項〕
・長谷川 修, ほか：遠位潜時の長い遅延直接電位の伝導速度. 神経内科 2006; 65: 591-592.〔第71項〕
・長谷川 修, ほか：きわめて伝導速度の遅い遅延直接電位. 神経内科 2007; 66: 403-404.〔第71項〕
・長谷川 修：Microneurographyの糖尿病性ニューロパチーへの応用. Brain Nerve 2009; 61:255-262.〔第79項〕

※施設に配備するのに適した、神経伝導検査に関する外国語の図書は以下のとおり.

1）Dumitru D, Amato AA, Zwarts MJ. *Electrodiagnostic medicine*. 2nd ed. Philadelphia：Hanley & Belfus；2002.〔定価301USドル〕
2) Buschbacher RM, Prahlow ND. *Manual of nerve conduction studies*. 2nd ed. New York：Demos, 2005.〔アマゾン.comで50～100USドル〕

索引

A～Z

A波…158、159、166、167
ADPN…040、041
AIDP…131
C反射…090、091
CIDP…043、132、134、147
CMAP…012、016、023、024、026、038、053、062、070、076、092、094、096、104、168
CMAP振幅…022、098、104、138、140、141、143
CMAP波形…051、077、093、096、168
CMT…132、133、134
F波…090、091、130
F波潜時…022
Guillain-Barré症候群（GBS）…014、038、043、130
Guyon管症候群…124
H波…090
M波…156、157
MAG抗体関連ニューロパチー…137
MAG-SGPG陽性多発ニューロパチー…136
Martin-Gruber吻合…040、170
MUNE…164
Phalen徴候…117
SIRD…162、163
SNAP…012、016、023、024、026、053、057、072、073、078、138、142
SNAP振幅…013、037、075、107、143
Tinel様徴候…117
Waller変性…128

あ～お

アース…046、079
アーチファクト…051、072
悪性リンパ腫…147
安静時放電…019
インチング刺激…045、062、077、119、122、123、137、145
インチング法…133
運動軸索上再興奮波…158
運動神経…018
運動神経幹…020
運動神経伝導検査…020、022、086、088、098、113、131、135
運動神経伝導速度指数（PNI）…069
運動単位…018
運動単位数推定（MUNE）…164
運動点…028
遠位潜時…022、082、083
円回内筋…030、031
回内筋症候群…030
横隔神経…038
横隔神経伝導検査記録…039

か～こ

外側前腕皮神経伝導検査記録例…033
回内筋症候群…030
下肢運動神経…034
下肢感覚神経…036
加齢変化…068
感覚神経活動電位（SNAP）…012、106
感覚神経伝導検査…012、016、020、024、026、079
感覚神経伝導検査記録例…059
感覚神経の分類…020

間接遅延電位…158

顔面神経…038

顔面神経伝導検査…039、151

顔面神経麻痺…150

下垂足…128

ガングリオン…125

環指法…117

間接遅延電位（軸索上再興奮波）…159

癌と末梢神経…146

基準電極波形…071

逆行法…057、058、059、080

胸郭出口症候群…127

共同運動…151

極性…054

記録スケール…050

記録電極…046、050

記録電極位置…056、057、093

記録目盛設定…049

記録用電極間距離…025

筋萎縮性側索硬化症…038、075、160

筋活動…018

筋原性変化…019

筋電計…046、048

筋皮神経…030

筋無力症候群（LEMS）…146、152、153

脛骨神経…034、086

脛骨神経伝導検査…023、027、035、105、147、149

脛骨神経伝導検査でみられたA波…159、167

血管炎…014

血管炎性ニューロパチー…144

検査器具…047

抗がん剤…146

高度萎縮筋…113

高頻度SIRD（Serra）…162

絞扼性神経障害…014

絞扼性ニューロパチー…138

さ～そ

雑音…050

肢位…050、077、102

時間的分散…096

刺激回数…049

刺激強度…046、050、089、168、169

刺激閾値…084

刺激電極…046、048、054

刺激の波及…086

刺激頻度…050

刺激誘発性反復発射（SIRD;Roth）…162

刺激誘発性反復発射（SIRD;Serra）…162

軸索型感覚ニューロパチー…147

軸索変性…012、024、043、044、045、112

市販筋電計…049

尺骨神経…028、098

尺骨神経インチング刺激検査…063、077

尺骨神経逆行法SNAP…081

尺骨神経手背枝…032

尺骨神経伝導検査…028、095、102、103、125、133、145

尺骨神経の掌枝と手背枝…079

尺骨神経の走行と機能…121

手根管症候群（CTS）…013、014、116、117、118、170

手根管部伝導障害…173

手根管を挟むインチング刺激検査…063

重症筋無力症（MG）…152

重症筋無力症での反復刺激試験…153

重症疾患多発ニューロパチー（CIP）…148

周波数帯域ごとの記録例…053

順行法…057、058、059、080

瞬目反射…038、039

瞬目反射記録…151
上肢運動神経…030
上肢感覚神経…032
上肢神経…028
衝突法…100
上腕二頭筋からのCMAP記録…031
初期陽性相…092
神経活動電位記録…079
神経幹…013
神経原性変化…019
神経障害のタイプ…112
神経線維の分類…021
神経伝導検査の原理…020
神経伝導検査の測定項目…016
神経伝導検査の測定値信頼性…064
神経伝導検査の対象…014
神経伝導検査の目的…012
神経の種類…020
深腓骨神経（DPN）…040
振幅…016、038
随意収縮の除去…050
スクリーニング検査…120
正中および尺骨感覚神経伝導検査記録…029
正中神経…016、028、030、040、055、098、101
正中神経－尺骨神経吻合（Martin-Gruber吻合）…040、041
節性脱髄…044
前脊髄動脈症候群…126、127
浅腓骨神経…036
前腕皮神経…032、033
総腓骨神経…040
僧帽筋…152
足底神経…036、037
足底神経伝導検査…037
測定値の加齢変化…068
測定値分布のパレート図…067

速度と振幅の関係…074
遡行変性ニューロパチー（dying-back neuropathy）…042、112

た～と

大径有髄線維密度…024
大腿神経…034
大腿神経伝導検査…035
脱髄…012、043、044、045、112
多発神経障害…138
多発単ニューロパチー…114
多発ニューロパチー…114
短趾伸筋…101、141
男女差…106
単ニューロパチー…114
短母指外転筋記録…055、119
肘部尺骨神経障害…120、122
肘部尺骨神経ニューロパチー…014
虫様筋／骨間筋法…060、061、117
直接遅延電位…156
直接二重発射…161
電位記録の模式図…079
電位の波及…086
電気刺激…020
電極間距離とSNAP記録…057
伝導距離とSNAP記録…081
伝導速度…016、020、022、141
伝導ブロック…096、130
同一神経支配2筋…098
橈骨神経…030、032
橈骨神経伝導検査記録…031、032、033
糖尿病…014、015、075、138、139、140、141、142
糖尿病性多発神経障害の簡易診断基準…139
特発性単クローン性γグロブリン異常症（MGUS）…136

な〜の

二重発射（double discharge）…160
ニューロパチー…042、114
ニューロノパチー…147
ニューロン…013、018

は〜ほ

波形…016、026、092
パレート図…067
反復発射の記録…163
鼻筋…152
腓骨神経…034、086
腓骨神経伝導検査…035、036、041、075、105、101、129
皮膚温…047
腓腹神経…036
腓腹神経、浅腓骨神経伝導検査記録…037
フィルタ条件…052
複合筋活動電位（CMAP）…012、169
複合反復発射…019
副深腓骨神経（accessoryDPN;ADPN）…040、100、101
片側顔面痙攣…150
傍腫瘍症候群…146

ま〜も

マイクロニューログラフィ…069、135、172
末梢神経幹…020
末梢神経障害…044、146
末梢神経障害をきたす疾患の分類…042
末梢神経障害診断のアルゴリズム…115
末梢神経障害を呈する傍腫瘍症候群…147
慢性炎症性脱髄性多発ニューロパチー（CIDP）…014、132、134
慢性軸索型多発ニューロパチーの原因分類…043
慢性脱髄性ニューロパチー…132、134、136
免疫性神経疾患…014

や〜よ

指周囲径…106
陽極刺激…055
容積伝導波形…071

おわりに

　1985年頃から少しずつ書き溜めた、神経伝導検査関連の小論文が250編を越えた2005年頃から、神経伝導検査のコツを纏めた単行本を出版する計画を練りました。小論文は、自らの疑問を解決・検証するためのものであり、その後も書き続けています。

　単行本出版への歩みは遅々としていましたが、その間に年に5～10回、各地でハンズオン・セミナーなどの研修会講師を重ねるうちに、何を強く述べるべきかの構想が次第に明確になってきました。一緒に勉強してきた全国の皆さまに感謝する次第です。

　そして、この構想を実現に移す作業のパートナーを快く引き受けてくださったエクスナレッジ社の担当編集者諸兄姉による専門的なお力添えがなければ、この本が日の目を見ることはありませんでした。電極位置を示した巻頭写真のモデルは、聖マリアンナ医科大学横浜市西部病院臨床検査部の虎澤菜恵子技師にお願いしました。

　さらに、私を育ててくださった諸先輩方、横浜市立大学附属市民総合医療センターの同僚たち、一緒に神経伝導検査セミナーを企画・実行してくださった全国の医師・臨床検査技師の皆さま、さらに生活の基礎を支えてくれた家族に感謝の意を表します。

　その上で、この1冊を、全国の神経伝導検査を勉強する方々に捧げます。

長谷川 修

著者略歴

長谷川 修（はせがわ・おさむ）
1976 年 横浜市立大学医学部卒業。
アルジェリア国ハッシルメル診療所、上海中医学院、神奈川県立足柄上病院、千葉大学、パリ市サンタンヌ病院などを経て、
1988 年　横浜市立大学医学部病院神経内科科長、
2000 年　横浜市立大学附属市民総合医療センター安全管理指導者、
2007 年　横浜市立大学附属市民総合医療センター総合診療科教授、現在に至る。
厚生労働省　独立行政法人医薬品医療機器総合機構専門委員。
日本医療機能評価機構　診療部門評価調査者。
日本病院総合診療医学会、日本マイクロニューログラフィ学会、日本臨床神経生理学会、日本神経学会、日本末梢神経学会、日本神経治療学会、日本プライマリケア連合学会などの理事・評議員。
総合内科、神経内科、リハビリテーション専門医。産業医。神経伝導検査の普及を目指して、全国でハンズオン・セミナーを行っている。
Mail address : mrm_has@yokohama-cu.ac.jp

医師・臨床検査技師のための
神経伝導検査　必携ハンドブック
検査方法・評価のコツがよくわかる！

2014 年 10 月 28 日　初版第 1 刷発行
2017 年 11 月 7 日　初版第 2 刷発行

著　者　長谷川 修
発行者　澤井聖一
発行所　株式会社エクスナレッジ
　　　　〒 106-0032　東京都港区六本木 7-2-26
　　　　http://www.xknowledge.co.jp/
問合せ先　編集 Tel 03-3403-1381　Fax 03-3403-1345
　　　　　　　info@xknowledge.co.jp
　　　　　販売 Tel 03-3403-1321　Fax 03-3403-1829

無断転載の禁止
本書の内容（本文、図表、イラスト等）を当社および著作権者の承諾なしに無断で転載（翻訳、複写、データベースへの入力、インターネットでの掲載等）することを禁じます。

©Osamu Hasegawa